全国高等医药院校实训教学规划教材

供中药类相关专业使用

中药炮制技术项目化实训指导

主　编　李术钗

副主编　夏忠玉　陈智忠　陈庄元

　　　　杨宁线　高晨曦　夏忠锐

编　者　（以姓氏笔画为序）

王增世　（贵阳护理职业学院）

朱家红　（贵阳护理职业学院）

刘程程　（贵阳护理职业学院）

孙国兵　（贵阳护理职业学院）

龙蔻成　（贵阳护理职业学院）

李术钗　（贵阳护理职业学院）

杨　军　（贵阳护理职业学院）

杨宁线　（贵阳护理职业学院）

邹　旋　（贵州浩诚药业有限公司）

张煜辉　（贵阳护理职业学院）

陈　江　（贵阳护理职业学院）

陈庄元　（贵阳护理职业学院）

陈智忠　（遵义医药高等专科学校）

陈舒玲　（贵阳第五人民医院）

袁桂秀　（贵州圣济堂药业有限公司）

夏忠玉　（贵阳护理职业学院）

夏忠锐　（贵阳市第一人民医院）

高晨曦　（贵阳护理职业学院）

龚国芬　（遵义医药高等专科学校）

黄　炜　（贵阳第二人民医院）

董凯旋　（贵阳护理职业学院）

U0232523

科 学 出 版 社

北 京

内 容 简 介

本书内容是根据教学大纲的要求而安排的，主要分为炮制传统实训和炮制前后药材成分的检测两部分。传统实训以中医药基本理论为指导，继承传统炮制方法，并结合图片对照。成分的检测结合现代药物成分分析，以此证明中药饮片的炮制对其部分成分的影响，以验证中药饮片炮制方法的合理性，为进一步探索和改进药材炮制的工艺及原理提供科学的依据。本书里的炮制通则及炮制辅料标准均以 2015 版《中国药典》为准，如药典里没有提到的炮制方法，可查阅有关省市的炮制规范。

本书可供中药类相关专业使用。

图书在版编目（CIP）数据

中药炮制技术项目化实训指导 / 李术钗主编. —北京：科学出版社，2018.3
全国高等医药院校实训教学规划教材
ISBN 978-7-03-056694-2

Ⅰ. 中… Ⅱ. 李… Ⅲ. 中药炮制学–医学院校–教学参考资料 Ⅳ. R283

中国版本图书馆 CIP 数据核字（2018）第 043634 号

责任编辑：张映桥 / 责任校对：张凤琴
责任印制：赵 博 / 封面设计：铭轩堂

科 学 出 版 社 出版
北京东黄城根北街 16 号
邮政编码：100717
http://www.sciencep.com
新科印刷有限公司 印刷
科学出版社发行 各地新华书店经销
*
2018 年 3 月第 一 版 开本：787×1092 1/16
2019 年 1 月第二次印刷 印张：8
字数：190 000
定价：45.00 元
（如有印装质量问题，我社负责调换）

前　言

　　《中药炮制技术项目化实训指导》是依据中药制药专业、中药学专业、中药分析专业等专业教学计划和教学大纲要求，再结合现代炮制技术编写而成，适于中药类相关专业中药炮制实训课程教学使用。

　　中药离不开炮制，但药材炮制不及或炮制太过均对药材质量影响很大。本书通过介绍代表药物的炮制操作规范及成品要求，展示炮制成品的图片，再结合中药饮片厂对中药的实际操作工艺，使学生加深理解和记忆在课堂上所学到的基本理论，掌握中药炮制的基本方法、基本技巧和质量标准，熟悉炮制中药饮片的操作流程。本书还添加了部分饮片炮制前后成分的检测，以期进一步使学生理解炮制在中医、中药领域中的重要地位，培养学生严谨的学习态度，提高其对事物观察、分析比较的能力，为以后独立开展中药炮制生产工作、不断提高炮制品质量奠定坚实基础。

　　本书内容是根据教学大纲的要求而安排的，主要分为炮制传统实训和炮制前后药材成分的检测两部分。传统实训以中医药基本理论为指导，继承传统炮制方法，并结合图片对照。成分的检测结合现代药物成分分析证明中药饮片的炮制对其部分成分的影响，以验证中药饮片炮制方法的合理性，为进一步探索和改进药材炮制的工艺及原理提供科学的依据。

　　本书里的炮制通则及炮制辅料标准均以 2015 版《中国药典》标准为准，如药典里没有提到的炮制方法，同学可查阅有关省市的炮制规范。

　　由于编者水平有限，书中如有不足之处，敬请使用本书的老师和同学们批评指正。

编　者

2018 年 3 月

实 验 须 知

1. 实训前应预习实训内容。明确实训目的、要求、内容、操作要点，实训结束后应认真书写实训报告。

2. 学生进入实训室要按要求统一着装。

3. 实训前要检查设备、器具的完好及清洁情况，实训中要严格按照操作规程进行规范操作。

4. 认真观察各种实训现象，随时做好记录。

5. 操作中注意防火、防伤。使用乙醛、石油醚、乙醇、氯仿等易燃易爆试剂时，应严格按照操作规则进行，一旦发生燃烧等意外事故，应主动采取紧急处理措施。炮制有毒药物时要注意防毒。

6. 实训样品要集中收集，加以利用。

7. 实训结束后要按要求进行清场，并将清洗干净后的器具放置到规定的地方，切断水、电路、煤气，保证安全。

8. 实训报告写作时，要求用科学严谨的态度分析实训结果，按实事求是的原则写出实训报告。

目　　录

实训一

饮片净制、切制

一、目的要求

1. 了解饮片净制和切制的重要意义。
2. 学会使用簸箕、药筛等传统净制器具和药材的手工和机械切制方法。
3. 掌握操作方法及注意事项。

二、工具设备及材料

1. 设备　簸箕、药筛、陶瓷盘、电子秤、手动切药设备、切药机等。
2. 材料　陈皮、山茱萸、菊花、昆布、草果仁、金樱子、枇杷叶、莲子心、益母草、丹参、黄芩等。

三、实训方法及内容

（一）准备

1. 将要净选切制加工的药物称重后备用。
2. 检查盛药容器、工具等是否洁净，必要时进行清洁。

（二）饮片净制、切制的操作方法

1. 饮片净制操作方法

（1）挑选：挑选适用于对药物进行大小分档，除去药物中所含的霉变品、虫蛀品、泛油品等，或者药物中所含杂质少且明显、用净选工具难以与药物相分离时选用，还常用于分离不同的药用部位及除去非药用部分。

挑选时先将已称好的药物（即供试药物）置挑选台上（图1-1），拣出药物中所含的杂质非药用部分和变异品后称重，计算药物净度[净度（%）=净药重量/供试药物重量×100%]，使药物净度达到《中药饮片质量标准通则(试行)》要求。

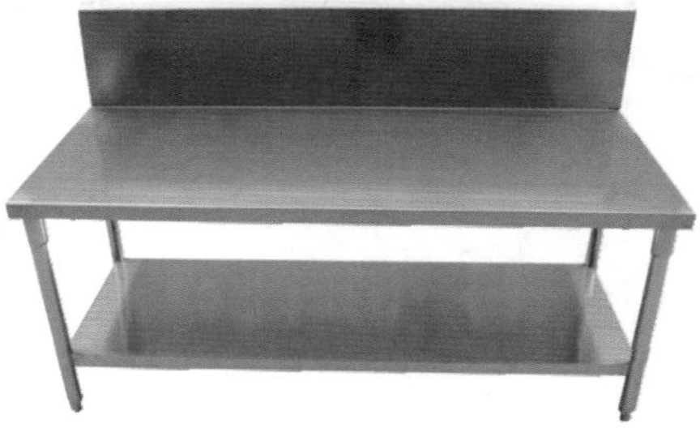

图1-1　拣选工作台

（2）筛选：根据药物和杂质的体积大小不同，选用不同规格的筛（图1-2），筛去药物中的沙石、杂质、碎屑等，以便进一步加工

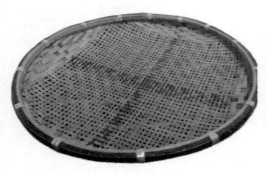

图 1-2 传统竹筛

炮制。

先将已称好的药物（即供试药物：菊花、苍术）置合适的筛内，两手对称握紧筛子的边缘，均匀用力将杂质、药物碎屑等筛出。将净药称重后计算药物净度，使药物净度达到《中药饮片质量标准通则则（试行）》要求。

（3）风选：风选是利用药物与杂质的比重不同，借助风力将杂质除去的净选方法。主要适用于含有质轻的种皮、碎屑或瘪粒类杂质的药材。

将已称好的药物置簸箕内（图 1-3），双手握住簸箕边缘后部，均匀用力扬簸，借助风力将种皮、碎屑或瘪粒除去。将净药称重后计算药物净度，使药物净度达到《中药饮片质量标准通则（试行）》要求。

（4）水选：水选是用大量清水洗涤或浸漂药材，以除去附着在药材上的泥沙、苔藓、盐分等杂质或腥臭味的方法。

刷洗和搓洗：将药物置于大量水中，用硬毛刷或铜丝刷反复刷洗，洗去其层纹中夹杂的泥沙或附着的苔藓等杂质，如牡蛎等；或用大量清水反复搓洗除去药物表面附着的泥土和灰屑，如乌梅、大枣、山茱萸、菟丝子等。

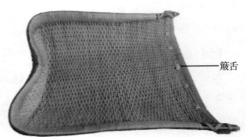

簸舌

图 1-3 簸箕

漂洗：将药物置于大量水中浸漂，每天换水 2～3 次（古代用长流水漂洗），漂至口尝无咸味或嗅之无腥臭味为度。含盐分的药物，如海藻、昆布等；具有腥臭味的药物，如紫河车、五谷虫、人中白等，均可用漂洗的方法净制。若酸枣仁中残留非药用的核壳，可利用仁与核壳在水中的浮力不同，用漂洗法除去。

（5）颠法：颠法是利用药物与杂质在药匾或簸箕中颠簸时产生的不同摩擦力，以除去杂质的方法，如花椒果皮与果柄的分离。

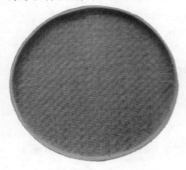

图 1-4 药匾

将待净制的药材置于药匾（图 1-4）或簸箕的一端，两手握住药匾的外沿，并向上倾斜成 30% 左右的角度（以果皮将要向下滚动为度），两手同时向药匾的斜上方有节奏地用力颠簸，在颠簸中，球形的花椒果皮因摩擦力小而向下滚动，并逐渐与果柄分离，果柄则留在药匾的斜上方，待果皮与果柄完全分离后，停止颠簸，除去果柄，即可得到纯净的果皮。

（6）去皮壳：去皮壳是指除去某些药材中的栓皮、表皮、种皮或果皮等非药用部位，或分离不同药用部位的净制方法。

刮去皮：某些树皮类药物，如厚朴、杜仲、肉桂、黄柏等，常带有栓皮、苔藓或其他不洁之物，须在干燥前用刀刮去或润软后刮去，保证药用剂量的准确某些根或根茎类药物，如桔梗、知母、南沙参等，须在产地趁鲜用木棱或瓷片刮去皮，否则，药材干后皮紧贴于肉上，不易除去。再如，将牡丹挖取根部，用竹刀趁鲜刮去外皮，再剥取根皮，晒干，称为刮牡丹皮或粉牡丹皮。

煮或烫后去皮：某些根或根茎类、种子类药物，沸水煮或烫后容易去皮。如党参、天冬、白芍等应置于沸水中煮或烫至透心后刮去皮；北沙参、桃仁、苦杏仁、白扁豆等置沸水中略烫后，皮即易被剥去或搓去。

撞去皮：某些药物的表皮晒干后翘起，如黄芩、黄连、姜黄、川贝母、三七、麦冬、泽泻、川芎等，将经过干燥的药材装入特制的撞笼或麻袋、筐、筛等工具中，内放石块、瓦片等，进行反复的撞击，通过药物相互之间、药物与工具之间的反复碰撞摩擦，使之表面洁白、光滑。

炒后去壳：如草果的果壳坚硬，不易被除去。可将草果置于锅内，用中火加热，炒至呈焦黄色并微鼓起时，取出稍凉，放搓皮板中搓破，筛去大片的果皮后，再簸去隔膜及碎屑，即得草果仁。

砸去皮壳：果实、种子类药物，可砸破皮壳，取用，如巴豆、白果、使君子等。

2. 饮片切制操作方法

（1）"把活"切制方法：将长条形的"把货"药材捋顺成束，堆至一大把后，放刀床上（图1-5），再用左手拿压板压住、卡紧，左手鱼际有节奏地下压，压板匀速推送药材至刀口，右手提刀下压，药材即被切成饮片。

（2）"个活"切制方法：一种手法是，将槟榔等团块状的"个货"药材，用蟹爪钳的钳刃夹住（图 1-6），再用压板压住蟹爪钳，左手鱼际有节奏地下压，压板连同蟹爪钳匀爪钳匀速堆送药材至刀口，右手提刀下压，药材即被切成饮片；另一种手法是，将润好的单个或2～4个"个货"药材切一平底，竖放在刀床上，用压板压住，推送至刀口切成饮片。

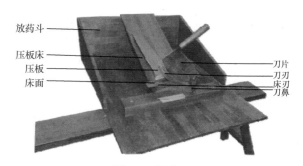

图 1-5　切药刀

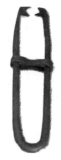

图 1-6　蟹爪钳

（三）实训内容

1. 山茱萸　将山茱萸置于药匾或拣选工作台上，将其所含的果柄、带核的果实、霉败品等挑拣除去。所含杂质不得超过3%（图1-7）。

2. 菊花　用手将菊花中霉败的花朵和果柄挑拣除去。若菊花挤压成团，要用一号筛将单朵与成团的花朵分开，将成团者喷淋清水少许，菊花吸湿后即膨胀，散开成完整的单个花朵，及时干燥。所含杂质不得超过2%（图1-8）。

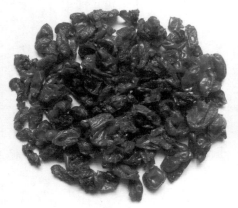
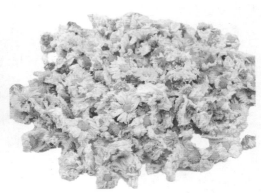

图1-7　山茱萸　　　　　　　　　　　　　　图1-8　菊花

3. 昆布　将除去杂质及硬柄的昆布，用清水泡至膨胀后，再用多量清水搓洗，并每天早、中、晚定时换水以漂洗干净，漂至口尝无咸味时，取出，晾至半干，切成宽丝片，干燥，除去药屑。所含杂质不得超过2%（图1-9）。

4. 枇杷叶去毛　取原药材，除去杂质，用清水洗净，捞出，上盖湿布，润软。戴上口罩和手套，用钢丝刷或铜丝刷刷净黄色绒毛后，趁软切成宽丝片，干燥，除去药屑。所含杂质不得超过2%（图1-10）。

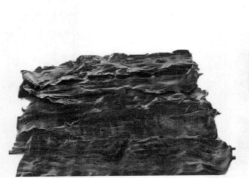
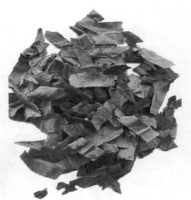

图1-9　昆布　　　　　　　　　　　　图1-10　枇杷叶去毛

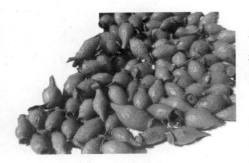

图1-11　金樱子去毛

5. 金樱子去毛　取产地没有除净绒毛的金樱子果实，除去杂质，洗净润软，用刀纵切成两瓣，挖去内壁附着的淡黄色绒毛和小瘦果（核），干燥后即得金樱子肉。所含杂质不得超过3%（图1-11）。

6. 莲子心与肉的分离　将莲子洗净，略浸，润软后，用刀纵向剖开，用镊子镊取种子中的绿色幼叶及胚根，干燥后即为莲子心；种子中的2枚黄白色肥厚的子叶，干燥后即为莲子肉。所含杂质不得超过3%（图1-12）。

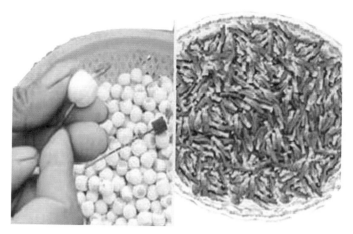

图1-12 莲子心与肉的分离

7. 牵牛子 量少者，用簸箕或用传统竹筛的五号筛（筛孔内径约为3mm）将牵牛子中的干瘪种子和灰屑除去；量大者，用筛药机筛去杂质。所含杂质不得超过3%（图1-13）。

8. 草果仁 取净草果，置锅内，用中火加热，炒至果皮鼓起，呈焦黄色，用手容易捏破时，取出，搓碎，筛除片较大的果皮后，再用簸箕簸去隔膜及碎屑，即得净草果仁。所含杂质不得超过3%（图1-14）。

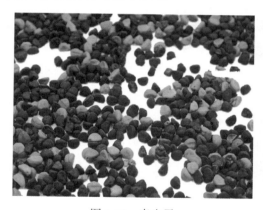

图1-13 牵牛子

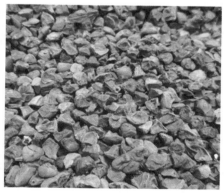

图1-14 草果仁

9. 益母草、丹参、黄芩的"把活"切法 用左手捏起长条形的益母草、丹参、黄芩等"把货"药材，捋顺放置刀床上，用右手压住，待堆至一大把后，左手拿压板压住、掐紧，并推送至刀口，右手握刀下压，即被切制成饮片。

规格要求：益母草横切成长10～15mm的长段，丹参横切成4mm的厚片，黄芩横切成1～2mm的薄片（图1-15～图1-17）。

10. 陈皮丝的切法 将净陈皮铺在竹匾内，均匀喷洒适量饮用水，上面用湿纱布覆盖，闷润4～8小时，至湿度均匀、内外一致。用手工切药刀切成2～3mm宽的细丝。将合格的饮片置盛料盘内，放置在通风处阴干或置于CT-C型热风循环烘箱中低温烘干（图1-18）。

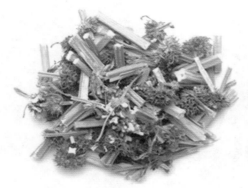

图1-15 益母草

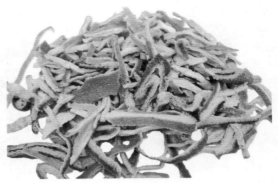

图1-16 丹参

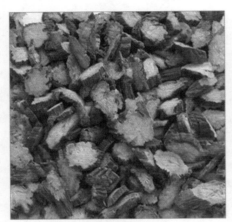

图1-17 黄芩

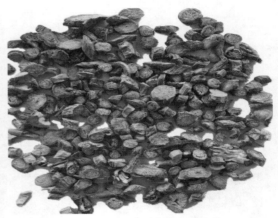

图1-18 陈皮丝

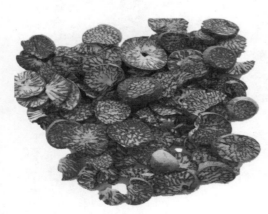

图1-19 槟榔片

11. 槟榔的"个活"切法 将用泡法软化好的单个槟榔用蟹爪钳夹住，放在刀床上，左手拿压板压住，并推送至刀口，右手握刀下压，即被切制成片面呈棕白交错大理石样纹理的薄片。

规格要求：槟榔切成 1～2mm 的薄片（图1-19）。

（四）检查方法

1. 净度检查方法

（1）操作方法：取上述等净制药材 100g，摊开，用肉眼或放大镜（5～10 倍）观察，将杂质拣出，再通过适当的筛将不能挑拣的杂质筛出，合并杂质称重或分别称重，计算杂质在供试品中的含量（%）。

（2）杂质限量标准。山茱萸、牵牛子、草果仁、金樱子，莲子所含杂质不得超过 3%；菊花、昆布、枇杷叶、斑蝥、麻黄所含杂质不得超过 2%。

2. 饮片质量检查方法　观察上述切制好的饮片，饮片应均匀、整齐、表面光洁，无整体，无长梗，无连刀片和斧头片。从中拣出不合格片、破碎片和斜长片，分别称重计算，应符合《中药饮片生产过程质量标准通则（试行）》的限量规定。

四、注 意 事 项

1. 净选加工后的药物应符合药用净度标准。
2. 去毛操作时要注意劳动保护。
3. 加工斑蝥时，要严防中毒，并执行《关于医疗用毒药、限制性剧药管理规定》。
4. 软化后的药材要捋顺、压紧，否则会切出败片。
5. 要注意掌握压板向前移动的速度，以使切制的饮片厚度一致。

五、思 考 题

1. 试述净选加工的目的。
2. 枇杷叶入煎剂时，为什么可以不去毛？
3. 饮片切制的目的有哪些？
4. 槟榔切制，为什么要用蟹爪钳夹住后再切？

（朱家红　夏忠锐）

实训二

清炒法——炒黄

一、目 的 要 求

1. 了解清炒的目的和意义。
2. 掌握炒黄的基本方法和质量标准。

二、工 具 设 备

1. 工具　液化灶、铁锅、铁铲、瓷盘、筛子、天平等。
2. 材料　酸枣仁、王不留行、决明子、莱菔子、山楂、苍耳子。

三、实 训 方 法 及 内 容

（一）准备

1. 将要炮制的药物筛去碎屑、杂质、大小分档备用。
2. 清洗炒锅、铲子和盛药器具，保持清洁干燥。

（二）炒黄的炮制方法

1. 将药物大小分档。
2. 调节火力（一般用文火）。
3. 将适量的（一般药量不超过锅高度的 2/3）的药物投入预热好的炒锅内加热翻炒，翻炒时要亮锅底。
4. 炒至药物发出的爆裂声由急剧变得稀疏，并有固有气味溢出，表面呈黄色或色泽加深，产生裂隙时迅速出锅。
5. 将炮制好的药物盛放在洁净的容器内。
6. 清洗器械及清洁灶台，关液化气。

四、实 训 内 容

1. 炒酸枣仁　取净酸枣仁，称重，调节火力至文火，将适量的净枣仁投入到已预热好的炒锅内加热翻炒，当枣仁爆裂声由急剧变得稀疏，并放出固有气味、表面有裂隙、色泽加深时迅速出锅。

成品性状：本品呈紫红色，鼓起，有裂纹，无焦斑，手捻种皮易脱落，具香气（图2-1）。

2. 炒王不留行　调节火力至中火，将适量的净王不留行投入到已预热好的炒锅内加热翻炒，当80%以上的王不留行爆成白花，并放出固有气味时迅速出锅。

成品性状：本品炒后种皮炸裂，80%以上爆成白花，体轻质脆（图2-2）。

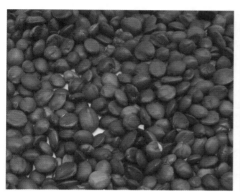
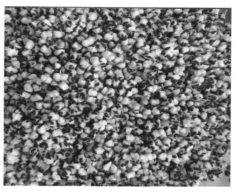

图2-1　炒酸枣仁　　　　　　　　　图2-2　炒王不留行

3. 炒决明子　调节火力至文火，将适量的净决明子投入到已预热好的炒锅内加热翻炒，当炒至决明子爆裂声由急剧变得稀疏，果实膨胀，表面有裂隙、色泽加深、有香气溢出时迅速出锅。

成品性状：本品炒后深棕色，偶有焦斑，无光泽，质稍脆，有裂隙，微有香气（图2-3）。

4. 炒莱菔子　取适量净莱菔子，置于已预热的锅内，保持文火加热。炒至鼓起，色泽加深，发出爆裂声并有香气溢出时，出锅，放凉。

成品性状：表面色泽加深（近咖啡色），断面浅黄，微鼓起，质地松脆，有特异萝卜香气（图2-4）。

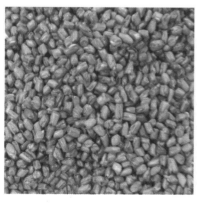
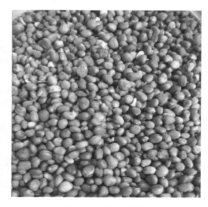

图2-3　炒决明子　　　　　　　　　图2-4　炒莱菔子

5. 炒山楂　调节火力至中火，将适量分档后的净山楂投入到已预热好的炒锅内加热翻炒，中火炒至色泽加深，酸香气味浓郁时迅速出锅。

成品性状：炒山楂表面颜色加深，味酸微甜（图 2-5）。

6. 炒苍耳子　调节火力至中火，将适量分档后的苍耳子投入到已预热好的炒锅内加热翻炒，用中火加热，炒制表面焦黄色，刺焦时出锅。碾去刺，筛净，清洗炒制器具，用时捣碎。

成品性状：本品表面焦黄色，刺尖焦脆，微有香气（图 2-6）。

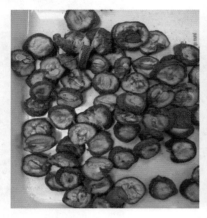

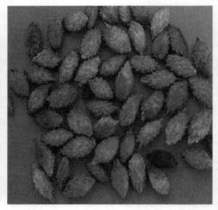

图 2-5　炒山楂　　　　　　　　　图 2-6　炒苍耳子

五、实训评价及清场

1. 实训结束后，对各组实训成品质量进行分析、比较、评分，记入实训平时成绩。
2. 待炮制好的药物冷却后装入洁净的聚乙烯包装袋内，密封后贮藏。
3. 清洁煤气灶和其他实训器具。
4. 将实训室打扫干净。
5. 关闭水、电、门、窗。

六、注意事项

1. 炒锅、盛药器具和铲子保持洁净。
2. 药物要净制、分档后方可炮制。
3. 药量不能超过炒锅高度的 2/3，严格掌握炮制火候。
4. 翻炒时要亮锅底，要勤翻动，使药物受热均匀，避免生熟不匀的现象。
5. 出锅要迅速，以免炒黄的药物焦化。
6. 换品种时要对炒制器具进行彻底清洁。
7. 药物晾凉后再进行包装。

七、思考题

1. 酸枣仁、王不留行、决明子、山楂药如何炮制？教师依据清炒法的考核标准对学生实际操作进行考核。

2. 在操作过程中如何避免生熟不匀的现象？
3. 炒药前为什么要先将锅预热？

八、实训报告

列表说明各种实训药材的炮制方法、火力、炮制时的关键环节、成品规格，并对炮制品是否合格进行分析。

（李术钗　杨　军）

实训三

清炒法——炒焦、炒炭

一、目 的 要 求

1. 了解炒焦、炒炭的目的和意义。
2. 掌握炒焦和炒炭的基本方法和质量标准。
3. 能正确判断炮制品的成品规格。

二、工 具 设 备

1. 工具　液化灶、铁锅、铁铲、瓷盘、筛子、天平等。
2. 材料　山楂、蒲黄、栀子、麦芽。

三、实 训 方 法 及 内 容

（一）准备

1. 对原药材除去杂质、大小分档备用。
2. 检查炒锅、铲子和盛药器具是否洁净干燥。

（二）炒焦的炮制方法

1. 预热炒制器具。
2. 调节火力（一般用中火）。
3. 将适量的（一般药量不超过锅高度的 2/3）的药物投入预热好的炒锅内加热翻炒，翻炒时要亮锅底。
4. 炒至药物由固有气味变为焦香气味，表面呈焦黄色或焦黑色，断面焦黄色时迅速出锅。
5. 将炮制好的药物盛放在洁净的容器内。
6. 清洗器械及清洁灶台，关液化气。

（三）炒焦药物的质量标准

1. 表面焦黄或焦褐色，断面颜色加深。
2. 具有焦香气。炒焦取其芳香之性，焦而不糊。

（四）炒炭的炮制方法

1. 预热炒制器具。

2. 调节火力（一般用武火）。

3. 将适量的（一般药量不超过锅高度的 2/3）的药物投入预热好的炒锅内加热翻炒，翻炒时要亮锅底，有火星时喷淋少许清水，熄灭火星，再将药物炒干。

4. 表面呈焦黑色或焦褐色，断面焦黄色时迅速出锅。

5. 将炮制好的药物盛放在洁净的容器内。

6. 清洗器械及清洁灶台，关液化气。

（五）炒炭的质量标准

1. 表面焦黑色或焦褐色，内部呈棕褐色或棕黄色。

2. 保留药物原有组织、鉴别特征。

四、炒焦、炒炭的实训内容

1. 焦山楂　取净山楂，置热锅内，用中火加热，炒至外表焦褐色，内部焦黄色，有焦香气逸出时，取出，放凉。

成品性状：本品表面呈焦褐色，具焦斑，内部焦黄色，具焦香气，酸味减弱（图 3-1）。

2. 焦栀子　取净栀子，捣碎，置热锅内，用中火加热，炒至焦黄色，具焦香气，取出，放凉。

成品性状：本品呈黄色或红棕色，有香气，味苦微涩（图 3-2）。

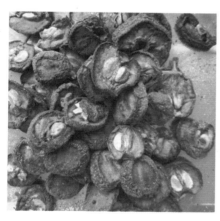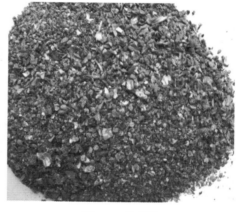

图 3-1　焦山楂　　　　　　　　　　图 3-2　焦栀子

3. 焦麦芽　取净麦芽，置热锅内，用中火加热，不断翻动，炒至表面焦褐色，喷淋少许清水，炒干取出，筛去碎屑，放凉。

成品性状：本品呈焦褐色，膨胀，少部分爆花（图 3-3）。

4. 蒲黄炭　取净蒲黄，置热锅内，用中火加热，不断翻炒至焦褐色，喷淋少量清水，灭尽火星，略炒干，取出，摊晾。

成品性状：本品呈深褐色，质地轻松。味涩，存性（图 3-4）。

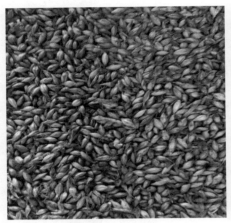
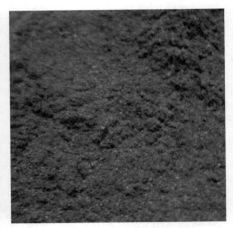

图 3-3　焦麦芽　　　　　　　　　　　　图 3-4　蒲黄炭

五、实训评价及清场

1. 实训结束后，对各组实训成品质量进行分析、比较、评分，记入实训平时成绩。
2. 待炮制好的药物冷却后装入洁净的聚乙烯包装袋内，密封后贮藏。
3. 清洁煤气灶和其他实训器具。
4. 将实训室打扫干净。
5. 关闭水、电、门、窗。

六、注意事项

1. 炒前药物应大小分档，分次炒制，避免加热时生熟不匀。
2. 炒时应选择适当火力，并控制加热时间，注意药材外观变化；一般炒焦用中火，炒炭用武火；同时应根据各药的特点作适当的调节。
3. 操作时，锅要预热，锅温不够，易成"僵子""哑子"，过高易焦糊；搅拌要均匀，翻动要勤，避免生熟不匀的现象。
4. 炒焦的药物应防止炭化、炒炭的药物应防止灰化。
5. 蒲黄如已结块，炒时应搓散团块。
6. 出锅后摊开晾凉，一定要凉透后入库，防止热药吸湿回潮；炒焦、炒炭的药物应注意防火，必需完全放冷并仔细检查确实无火星后贮藏。

七、思考题

1. 炒焦、炒炭各有哪些标准，各药操作时应注意什么？
2. 为什么炒焦、炒炭的药物必须放置一定的时间才能入库贮藏。
3. 实训各药物炮制作用是什么？

4. 炒炭为什么要"存性"？如何判断"存性"？

八、实训报告

　　列表说明各种实训药材的炮制方法、火力、炮制时的关键环节、成品规格，并对炮制品是否合格进行分析。

（李术钗　夏忠玉　陈智忠）

实训四

决明子炮制前后煎出物的比较

一、目 的 要 求

1. 了解炮制的目的和意义。
2. 掌握决明子的炮制方法。
3. 了解生决明子和熟决明子的药效。
4. 掌握用高效液相色谱法定量分析炮制前后中药成分。
5. 熟悉高效液相色谱仪测定含量的基本操作。
6. 掌握测定决明子含量的基本方法和质量标准。

二、工具设备及试剂

1. 工具设备 高效液相色谱仪、炒制器、冲钵、分析天平、40 目筛、50 目筛、具塞锥形瓶、吸管（25ml、50ml）、烧杯、冷凝管、电热套、滤纸、洗瓶、漏斗、石棉网、电炉、水浴锅、分液漏斗（250ml）、容量瓶（25ml）。

2. 试剂 大黄酚对照品、橙黄决明素对照品、乙腈、0.1%磷酸、无水乙醇、乙酸乙酯、甲醇、盐酸、三氯甲烷。

三、实 训 方 法 及 内 容

（一）实训方法

1. 按《中国药典》2015 年版通则 0213 炮制通则（清炒法）进行炮制。
2. 按《中国药典》2015 年版通则 0512 采用高效液相色谱谱法测定含量。

（二）实训内容

炮制前后煎出物含量的比较。

1. 样品的制备

（1）决明子：决明子除去杂质，洗净，干燥，用时捣碎，过 40 目筛（图 4-1）。

功效：味甘、咸、苦，性微寒；归肝、大肠经；具清热明目、润肠通便的功能。生决明子长于清肝热，润肠燥。用于目赤肿痛、大便秘结。决明子药性寒凉，有泄泻和降血压的作用，不适合脾胃虚寒、脾虚泄泻及低血压等患者服用。此外，决明子主要含有大黄酚、大黄素等化合物，长期服用可引起肠道病变。

（2）炒决明子：取干净的决明子置锅内炒至微有香气，取出，放凉，干燥。碾粉，过40目筛（图4-2）。

功效：泻之性缓和，有平肝养肾的功效。可用于头痛、头晕、青盲内障；且炒后质地酥脆，易于粉碎和煎出有效成分。

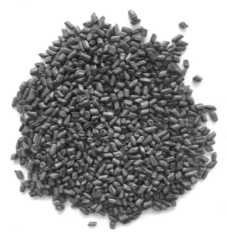

图 4-1　决明子　　　　　　　　　　　图 4-2　炒决明子

2. 煎出物含量的测定

（1）色谱条件与系统适用性试验：以十八烷基硅烷键合硅胶为填充剂；以乙腈为流动相 A，以 0.1%磷酸溶液为流动相 B，按表 4-1 中的规定进行梯度洗脱；检测波长为 284mn。理论板数按橙黄决明素峰计算应不低于 3000（表 4-1）。

表 4-1　色谱条件与系统适用性试验

时间（分钟）	流动相 A（%）	流动相 B（%）
0～15	40	60
15～30	40→90	60→10
30～40	90	10

（2）对照品溶液的制备：取大黄酚对照品、橙黄决明素对照品适量，精密称定，加无水乙醇-乙酸乙酯（2∶1）混合溶液制成每毫升含大黄酚 30μg、橙黄决明素 20μg 的混合溶液，即得。

（3）供试品溶液的制备：取本品粉末（过 50 目筛）约 0.5g，精密称定，置具塞锥形瓶中，精密加入甲醇 50ml，称定重量，加热回流 2 小时，放冷，再称定重量，用甲醇补足减失的重量，摇匀、滤过，精密量取续滤液 25ml，蒸干，加稀盐酸 30ml，置水浴中加热水解 1 小时，立即冷却，用三氯甲烷振摇提取 4 次，每次 30ml，合并三氯甲烷液，回收溶剂至干，残渣用无水乙醇-乙酸乙酯（2∶1）混合溶液使溶解，转移至 25ml 量瓶中，并稀释至刻度，摇匀、滤过，取续滤液，即得。

（4）测定法：分别精密吸取对照品溶液与供试品溶液各 10μl，注入液相色谱仪，测定。按外标法以峰面积计算，即得。

$$\frac{A_S}{A_R} = \frac{C_S}{C_R} \qquad\qquad C_s = \frac{A_S \times C_R}{A_R}$$

[A_S 为供试品峰面积；A_R 为对照品峰面积；C_R 为对照品中各组分相应的浓度（mg/ml）]

3. 质量标准

（1）决明子：本品按干燥品计算，含大黄酚（$C_{15}H_{10}O_4$）不得少于 0.20%，含橙黄决明素（$C_{17}H_{14}O_7$）不得少于 0.080%。

（2）熟决明子：本品含大黄酚不得少于 0.12%；含橙黄决明素不得少于 0.080%。

四、注 意 事 项

1. 炒制决明子时应选择适宜火力，掌握恰当火候，翻炒要均匀，出锅要迅速。

2. 炒锅要预热，以防粘锅、防僵子，缩短炒制时间。

3. 加热回流时注意控制火力，防止爆沸。

4. 用高效液相色谱法分析所用水均需纯化处理，用新鲜二次蒸馏水或蒸馏水经脱离子处理。

5. 做平行试验两份，两次平行结果的相对偏差（RSD）不得超过 2.0%，且相对平均偏差应小于 5%，取其算术平均值为测定结果。

五、实训评价及清场

1. 实训结束后，对各组实训成品质量进行分析、比较、评分，记入实训平时成绩。

2. 待炮制好的药物冷却后装入洁净的聚乙烯包装袋内，密封后贮藏。

3. 用于炮制药物的不能反复使用的辅料倒入垃圾箱内，若能反复使用的辅料如砂、灶心土等倒入规定的容器中。

4. 清洁煤气灶和其他实训器具。

5. 将实训室打扫干净。

6. 关闭水、电、门、窗。

六、思 考 题

1. 在操作过程中如何避免生熟不匀的现象？

2. 通过决明子炮制前后煎出物定量测定结果，说明中药炮制的目的和意义？

七、实 训 报 告

记录精密加甲醇的体积、加热回流时间、精密量取续滤液体积、干燥温度、供试品称量等数据。

本实训采用高效液相色谱法测物质的含量，需要对照品和样品在高效液相仪得出的色谱图作比较（如峰高、半峰宽、峰面积等）从而计算出所测物质的含量。

　　计算生决明子和炮制后决明子中含大黄酚和橙黄决明素的量,是否在质量标准内并列表进行对比说明区别,炮制对药效的影响。

八、知识拓展

　　决明子中的结合性蒽醌具有泻热通便活性。加热炮制后,总蒽醌和结合性蒽醌均有不同程度的下降,而游离蒽醌则相应地有所增加,因此,决明子炒后能缓和泻下作用。常规煎煮时间内,决明子水煎液中游离蒽醌的量,打碎品比未打碎者多,炒品又比生品多,说明决明子应炒后打碎入药。

（刘程程　孙国兵）

实训五

加固体辅料炒法——麸炒、米炒

一、目 的 要 求

1. 了解加固体辅料炒法的目的和意义。
2. 掌握麸炒、米炒的基本方法和质量标准。
3. 能正确判断炮制品的成品规格。

二、实训工具及辅料

1. 工具 炒锅、铁铲、大号、中号、小号瓷盘（具盖）、电子秤、筛子等。
2. 辅料 麦麸、米。

三、实训操作方法及质量标准

（一）准备

1. 对原药物进行净制及大小分档备用。
2. 清洗炒锅、铲子和盛药器具，保持实训器械洁净干燥。

（二）麸炒的炮制方法

1. 麦麸用量：一般为每 100kg 药物用麦麸 10～15kg。
2. 将适量的麦麸投入到已预热好的炒锅内。
3. 待烟起时迅速投入已分档好的药材，不断翻动，翻炒时要亮锅底。
4. 炒至药材颜色加深，并有香气溢出时迅速出锅。
5. 筛去麦麸，将炮制好的药物盛放在洁净的容器内。
6. 清洗器械及清洁灶台，关液化气。

（三）麸炒药物的质量标准

1. 药物色泽均匀，有光泽，呈浅黄色、黄色或深黄色。
2. 具有焦香气。

（四）米炒的炮制方法

1. 米的用量：一般为每 100kg 药物用米 20kg。

2. 将适量的大米投入到已预热好的炒锅内，中火加热，炒至冒烟时投入净药物，快速翻炒，翻炒时要亮锅底；或先将炒制容器烧热，撒上浸湿的米，使其平贴锅上，用中火加热，炒至米冒烟时投入净药物，轻轻翻炒米上的药物至所需程度，取出，筛去米，放凉。

3. 清洗器械及清洁灶台，关液化气。

（五）米炒药物的质量标准

1. 炒至大米呈黄色，药物呈深黄色或色泽加深，并有香气溢出时即可出锅。
2. 具有焦香气味。

四、麸炒、米炒的实训内容

1. 麸炒白术　炒锅预热后，撒入麦麸，待麦麸冒大量浓烟时投入白术片，迅速翻动，炒至白术表面深黄色，有香气逸出时，取出，筛去麸皮，放凉。

每 100kg 白术片用麦麸 10kg。

成品性状：本品表面呈黄棕色或黄褐色，偶见焦斑，有焦香气（图 5-1）。

2. 麸炒枳壳　先将麦麸撒于热锅内，用中火加热，至冒烟时倒入净制好的枳壳片，迅速翻动，炒至枳壳表面深黄色时，麸皮变为焦黑色时取出。筛去麦麸，放凉。

每 100kg 枳壳片用麦麸 10kg。

成品性状：本品表面呈深黄色，内部淡黄色，具香气（图 5-2）。

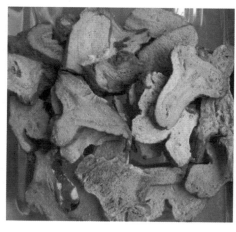

图 5-1　麸炒白术

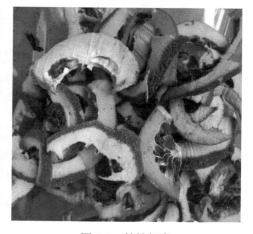

图 5-2　麸炒枳壳

3. 麸炒山药　用中火预热炒锅至一定程度，撒入麦麸，待麦麸冒大量浓烟时投入山药片，快速翻动，炒至山药表面黄色时，取出，筛去麦麸，放凉。

每 100kg 山药片用麦麸 15kg。

成品性状：本品表面淡黄色，偶有焦斑，略具焦香气（图 5-3）。

4. 麸炒苍术　将锅用中火加热至一定程度，撒入麦麸，待麦麸冒大量浓烟时投入苍术片，不断翻炒至苍术表面深黄色时，取出，筛去麦麸，放凉。

每 100kg 苍术片用麦麸 15kg。

成品性状：本品表面呈深黄色，有焦香气（图5-4）。

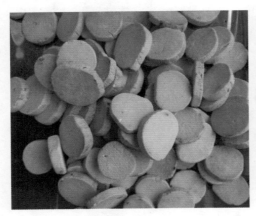

图 5-3　麸炒山药

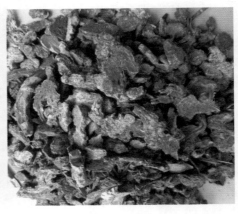

图 5-4　麸炒苍术

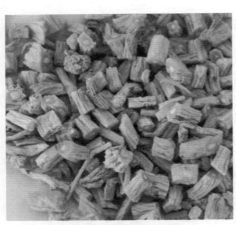

图 5-5　米炒党参

5. 米炒党参　先将锅中火烧热，放入大米，炒至冒烟时投入党参片拌炒，至米呈老黄色，党参挂火色时，取出。

每100kg党参片用米20kg。

成品性状：米炒党参表面色较深，有焦斑，具香气（图5-5）。

五、实训评价及清场

1. 实训结束后，对各组实训成品质量进行分析、比较、评分，记入实训平时成绩。

2. 待炮制好的药物冷却后装入洁净的聚乙烯包装袋内，密封后贮藏。

3. 用于炮制药物而不能反复使用的辅料倒入垃圾箱内，若能反复使用的辅料如砂、灶心土等倒入规定的容器中。

4. 清洁煤气灶和其他实训器具。

5. 将实训室打扫干净。

6. 关闭水、电、门、窗。

六、注意事项

1. 药物应经过净选加工、干燥处理，并且大小分档。

2. 麸炒应待麸入热锅后烟起入药。

3. 麸炒药物火力可稍大，撒入麸皮应立即冒烟，随即投入药物；借麸皮之烟熏使药物变色，但火力过大，则麸皮迅速焦化，无浓烟产生达不到麸炒的目的。

4. 米炒加热温度不宜过高，否则会使药材烫焦，影响质量。

七、思　考　题

1. 加辅料炒的目的是什么？
2. 为什么加辅料炒时应控制适当的温度，温度过高或过低对药物有何影响？
3. 实训各药物炮制作用是什么？

八、实　训　报　告

列表说明各种实训药材的炮制方法、火力、炮制时的关键环节、成品规格，并对炮制品是否合格进行分析。

（李术钗　夏忠玉）

实训六

加固体辅料炒法——土炒、砂炒

一、目的要求

1. 了解加固体辅料炒法的目的和意义。
2. 掌握土炒、砂炒的基本方法和质量标准。
3. 能正确判断炮制品的成品规格。

二、实训工具及辅料

1. 工具　炒锅、铁铲、大号、中号、小号瓷盘（具盖）、天平、筛子等。
2. 材料　白术、山药、鳖甲、骨碎补、灶心土、砂。

三、实训操作方法及质量标准

（一）准备

1. 将药物饮片筛去碎屑、杂质，大小分档备用。
2. 清洁炒锅、铲子和盛药器具，保持清洁、干燥。

（二）土炒的炮制方法

1. 土的用量：一般为每100kg药物用灶心土25～30kg。
2. 将适量的土粉投入到炒锅内用中火加热至灵活状态（即滑利状态）。
3. 迅速将分档后的适量药物投入已预热好的土粉中快速翻炒，翻炒时要亮锅底。
4. 炒至药物表面挂有均匀的土粉，色泽加深时迅速出锅，筛去土粉。
5. 将炮制好的药物盛放在洁净的容器内，放凉。
6. 清洗器械及清洁灶台，关液化气。

（三）土炒药物的质量标准

1. 表面均匀黏附一层细土粉，并呈土原有的颜色。
2. 具有香气。

（四）砂炒的炮制方法

1. 砂的用量以能掩盖所加药物为度。

2. 将适量的砂子投入到炒锅内用武火加热至灵活状态（即滑利状态）。

3. 迅速将分档后的适量药物投入到已预热好的砂子中快速翻炒，翻炒时要亮锅底。

4. 炒至药物质地酥脆或膨胀鼓起，色泽加深时迅速出锅，筛去砂子。

5. 将炮制好的药物盛放在洁净的容器内。

6. 清洗器械及清洁灶台，关液化气。

（五）砂炒药物的质量标准

1. 色泽均匀，外表黄色或较原色加深。

2. 质地酥脆或鼓起。

四、土炒、砂炒的实训内容

1. **土炒白术**　将土粉置锅内，用中火加热炒至土呈灵活状态，投入白术片拌炒，至白术表面挂土色时，取出，筛去土粉，放凉。

每100kg白术片用土粉30kg。

成品性状：本品表面呈土黄色，无焦黑斑和焦苦味，具土香气（图6-1）。

2. **土炒山药**　先将土粉置热锅内，用中火加热，至土粉轻松灵活状态时，倒入山药片，不断翻炒，至山药挂土色，表面显土黄色，并透出山药之固有香气时，取出，筛去土，放凉。

每100kg山药用土粉30kg。

成品性状：本品表面轻挂薄土，呈土黄色，无焦黑斑和焦苦味，具土香气（图6-2）。

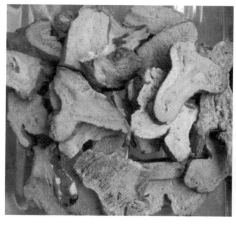

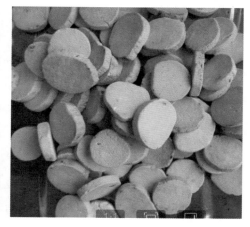

图6-1　土炒白术　　　　　　　　　　图6-2　土炒山药

3. **砂炒醋制鳖甲**　先将砂置于锅内，武火加热，砂炒至灵活状态，投入大小分档的净鳖甲，炒至质酥，外表呈深黄色，取出，筛去砂，趁热投入醋液中稍浸，捞出，干燥，捣碎。

每100kg鳖甲用醋20kg。

成品性状：本品呈不规则的碎片，深黄色，质酥脆，略具醋香气（图6-3）。

4. **砂炒骨碎补**　将净砂置热锅内，用武火加热，至滑利容易翻动时，投入骨碎补片，不断翻炒至鼓起，取出，筛去砂，放凉，撞去毛。

成品性状：本品扁圆状鼓起，质轻脆，表面棕褐色或焦黄色，断面淡棕褐色或淡棕色，无鳞叶，味微涩，气香（图6-4）。

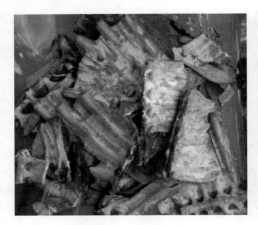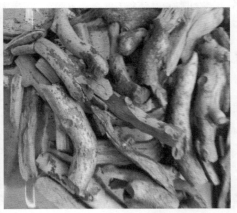

图 6-3　砂炒醋制鳖甲　　　　　　　　图 6-4　砂炒骨碎补

五、实训评价及清场

1. 实训结束后，对各组实训成品质量进行分析、比较、评分，记入实训平时成绩。

2. 待炮制好的药物冷却后装入洁净的聚乙烯包装袋内，密封后贮藏。

3. 用于炮制药物的不能反复使用的辅料倒入垃圾箱内，若能反复使用的辅料如砂、灶心土等倒入规定的容器中。

4. 清洁煤气灶和其他实训器具。

5. 将实训室打扫干净。

6. 关闭水、电、门、窗。

六、注意事项

1. 药物应经过净选加工、干燥处理，并且大小分档。

2. 土、砂炒时，应先将辅料加热至灵活状态再入药拌炒。

3. 土炒应控制加热温度。土温过低，药物挂不上土，颜色也不易改变；土温过高，易使药物焦化。

4. 砂炒温度较高，操作时翻炒要勤，成品出锅要快，并立即筛去砂放凉。

5. 炒制毒性药物如斑蝥时应注意采取安全措施，防止中毒。炒过剧毒药物的辅料，不能再用于炒制其他药物。

七、思考题

1. 加辅料炒的目的是什么？

2. 为什么加辅料炒时应控制适当的温度，温度过高或过低对药物有何影响?

3. 砂烫与土炒有什么区别?

八、实 训 报 告

列表说明各种实训药材的炮制方法、火力、炮制时的关键环节、成品规格，并对炮制品是否合格进行分析。

（李术钗　夏忠玉　龚国芬）

实训七

炙法——酒炙、醋炙

一、目 的 要 求

1. 了解各种炙法的目的意义。
2. 掌握各种炙法的基本操作方法和质量标准。
3. 能正确判断炮制品的成品规格。

二、实训工具及材料

1. 工具　炒锅、锅铲，大、中、小号瓷盘（具盖），铜冲，电子秤，烧杯，量杯，玻棒等。
2. 材料　当归、白芍、丹参、川牛膝、香附、延胡索、乳香、三棱、黄酒、米醋。

三、实训操作方法及质量标准

（一）准备

1. 药物筛去碎屑、杂质，大小分档备用。
2. 清洁炒锅、铲子和盛药器具，保持清洁、干燥。

（二）酒炙的炮制方法

1. 黄酒的用量：一般为每100kg药物用黄酒10～20kg。
2. 将净制或切制后的药物与一定量的酒拌匀，加盖闷润30分钟，待酒被吸尽。
3. 置炒制容器内，用文火炒至规定程度，取出，晾凉。
4. 清洗器械及清洁灶台，关液化气。

（三）酒炙药物的质量标准

1. 表面颜色黄色或较原色加深。
2. 干燥。
3. 具有酒香气。

（四）炙醋的炮制方法

1. 每100kg药物用米醋20～30kg。

2. 先拌醋后炒药：将净制或切制后的药物，加入定量的米醋拌匀，闷润 30 分钟，待醋被吸尽后，置炒制容器内，用文火炒至一定程度，取出晾凉。

3. 先炒药后喷醋：将净选后的药物，置炒制容器内，炒至表面熔化发亮（树脂类）或表面颜色改变，有腥气溢出（动物粪便类）时，喷洒定量米醋，炒至微干，取出后继续翻动，摊开晾干。

4. 清洗器械及清洁灶台，关液化气。

（五）醋炙药物的质量标准

1. 表面颜色黄色或较原色加深。
2. 干燥。
3. 具有醋香气。

四、酒炙、醋炙法的实训内容

1. 酒当归　取净当归片，加入定量黄酒拌匀，闷润至酒被吸尽，置热锅内，文火加热，炒至深黄色，取出放凉。

每 100kg 当归用黄酒 10kg。

成品性状：本品呈老黄色，略有焦斑。微有酒气（图 7-1）。

2. 酒白芍　取净白芍片，加入定量黄酒拌匀，闷润至酒被吸尽，置热锅内，文火加热，炒至微黄色，取出放凉。

每 100kg 白芍用黄酒 10kg。

成品性状：本品呈微黄色，微有酒气（图 7-2）。

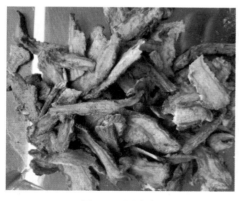 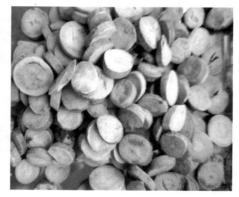

图 7-1　酒当归　　　　　　　　　　　　图 7-2　酒白芍

3. 酒丹参　取净制好的丹参片，加入定量黄酒拌匀，稍闷润，待酒被吸尽后，置炒制容器内，用文火加热，炒干，取出晾凉。筛去碎屑。

每 100kg 丹参片用黄酒 10kg。

成品性状：酒丹参表面黄褐色，略具酒香气（图 7-3）。

4. 酒川牛膝　取川牛膝片，加定量黄酒拌匀，闷润，待黄酒被吸尽时，置炒制容器内，用文火加热，炒干，取出晾凉。筛去碎屑。

每 100kg 川牛膝片用黄酒 10kg。

成品性状：酒川牛膝表面暗褐色，微有酒香气（图 7-4）。

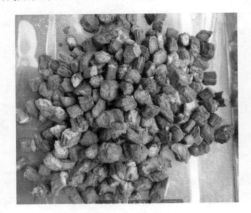

图 7-3　酒丹参

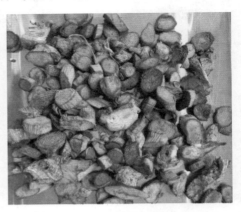

图 7-4　酒川牛膝

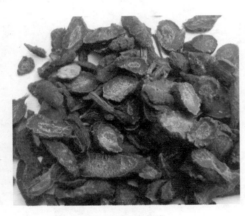

图 7-5　醋香附

5. 醋香附　取净香附颗粒或片，加定量米醋拌匀，闷润至醋被吸尽，置热锅内，文火加热炒干，表面呈棕褐色，取出，晾凉。

每 100kg 香附用米醋 20kg。

成品性状：本品制后颜色加深，微挂火色。具醋香气（图 7-5）。

6. 醋延胡索

方法一：取净延胡索片，加入定量米醋拌匀，闷润至醋被吸尽，置热锅内，文火加热，炒至深黄色，取出放凉。

方法二：取净延胡索片，用定量醋拌匀置锅内加清水（水平药面为度）煮至醋水完全吸尽，切开后，内无白心，取出切片，晒干即得（图 7-6）。

每 100kg 延胡索用米醋 40kg。

成品性状：本品呈黄褐色，略具醋气。

7. 醋乳香　取净乳香，置热锅内，文火加热，炒至冒烟，表面微溶，喷淋定量米醋，边喷边炒至表面显油亮光泽（出油）时，迅速出锅，摊开放凉。

每 100kg 乳香用米醋 10kg。

成品性状：本品表面呈深棕色至黑褐色，粗糙，质松脆，微有醋香气（图 7-7）。

8. 醋三棱　取净制好的三棱片，加入定量米醋拌匀，稍闷润，待醋被吸尽后，置炒制容器内，用文火加热，炒干，取出晾凉。筛去碎屑。

每 100kg 三棱片用米醋 15kg。

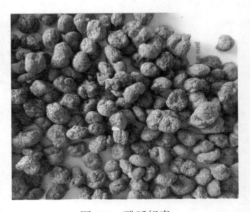

图 7-6　醋延胡索

成品性状：醋三棱表面灰黄色或淡棕黄色，偶见焦斑，微有醋气（图 7-8）。

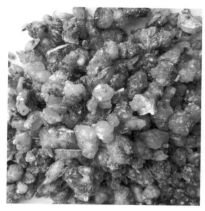
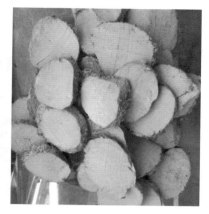

图 7-7　醋乳香　　　　　　　　　　图 7-8　醋三棱

五、实训评价及清场

1. 实训结束后，对各组实训成品质量进行分析、比较、评分，记入实训平时成绩。
2. 待炮制好的药物冷却后装入洁净的聚乙烯包装袋内，密封后贮藏。
3. 清洁煤气灶和其他实训器具。
4. 将实训室打扫干净。
5. 关闭水、电、门、窗。

六、注意事项

1. 采用先拌辅料后炒药的方法时，辅料要与药物拌匀，闷润至吸尽或渗透到药物组织内部后再进行炒制，酒炙药物闷润时，容器要加盖密闭，以防乙醇挥发。
2. 采用先炒药后加辅料的方法，辅料要均匀喷洒在药物上，不要沿锅壁加入，以免辅料迅速蒸发。
3. 若液体辅料用量较少，不易与药物拌匀时，可先加适量开水稀释后，再与药物拌润。

七、思　考　题

1. 写出醋炙药物的实训操作方法。
2. 酒炙药物时应注意什么？
3. 乳香等药物为什么采用先炒药后加辅料的方法炮炙？

八、实　训　报　告

列表说明各种实训药材的炮制方法、火力、炮制时的关键环节、成品规格，并对炮制品是否合格进行分析。

（李术钗　杨宁线）

实训八

盐炙、姜炙

一、目 的 要 求

1. 了解盐炙、姜炙的目的和意义。
2. 掌握盐炙、姜炙的基本方法和质量标准。

二、实训设备及材料

1. 设备 液化气灶、铁锅、铁铲、瓷盘、筛子、天平、量筒、喷壶、捣药罐等。
2. 材料
（1）药物：黄柏、杜仲、车前子、巴戟天、竹茹、厚朴。
（2）辅料：饮用水、食盐、生姜或干姜。

三、实训方法及内容

（一）准备

1. 将要炮制的药物筛去碎屑、杂质。
2. 将药物大小、粗细分档备用。
3. 检查炒锅、铲子和盛药器具是否洁净，必要时进行清洁。
4. 盐水的制备。取定量食盐，加入 4～5 倍的饮用水溶解、过滤，即得食盐水溶液。除另有规定外，一般每 100kg 净药物，用食盐 2kg。
5. 姜汁的制备。①捣汁（榨汁）：将生姜洗净切碎，置于适宜容器内，捣烂，加入适量水，压榨取汁；残渣再加水共捣，压榨取汁，如此反复 2～3 次，合并 2 次汁液得姜汁。②煮汁（煎汁）：取净生姜片，放置于锅内，加入适量水煎煮，过滤，残渣再加水煮，再过滤，合并 2 次滤液，适当浓缩，得姜汁。两法制得的姜汁与生姜的比例均以 1∶1 为宜。

（二）炮制方法

1. 盐炙（先拌盐水后炒药）
（1）拌润：取分档后的净药物，与定量盐水拌匀，闷润至盐水被药物吸尽。
（2）预热：用文火加热，使炒制器具的热度达到药物盐炙所需温度。
（3）炒制：将拌润后的药物，置于温度适宜的炒制器具内，用适当火力加热，炒干，至药物符合规定程度时，取出、晾凉，除去药屑。

（4）收贮：将符合成品质量标准的饮片，经包装后，按药典规定及时贮藏。

（5）清洁：清洗器械及清洁灶台，关液化气。

2. 盐炙（先炒药后加加盐水）

（1）预热：用文火加热，使炒制器具的热度达到药物盐炙所需要温度。

（2）炒制：取净药物，置于温度适宜的炒制器具内，用文火加热到一定程度时，均匀喷洒定量的盐水，再文火炒干，至药物符合规定程度时，取出，除去药屑。

（3）收贮：将符合成品质量标准的饮片，经包装后，按药典规定及时贮藏。

（4）清洁：清洗器械及清洁灶台，关液化气。

3. 姜炙

（1）拌润：取分档后的净药物，与定量姜汁拌匀，加盖闷润，至姜汁被药物吸尽。炮制用姜以生姜为宜。除另有规定外，一般每100kg净药物，用生姜10kg。

（2）预热：用文火加热，使炒制器具的热度达到药物姜炙时所需要的温度。

（3）炒制：将拌润后的药物，置于温度适宜的炒制器具内，用文火加热，炒至药物近干，达到规定程度时，取出、晾凉，除净药屑。

（4）收贮：将符合成品质量标准的饮片，经包装后，按药典规定及时贮藏。

（5）清洁：清洗器械及清洁灶台，关液化气。

（三）实训内容

1. 盐炙黄柏　取净黄柏丝，称重，用盐水拌匀，闷润至盐水被吸尽后，置炒制器具内，文火炒干，取出晾凉。筛去碎屑。将盐黄柏盛放在洁净的容器内。清洗器械及清洁灶台，关液化气阀门。每100kg净黄柏丝，用食盐2kg。

成品性状：本品形如黄柏丝，表面深黄色，偶有焦斑；味极苦，微咸（图8-1）。

2. 盐炙杜仲　取杜仲丝或块，称重，用盐水拌匀，闷润至盐水被吸尽，置炒制器具内，中火炒至断丝、表面焦黑色时，取出晾凉；筛去碎屑。将盐杜仲盛放在洁净的容器内。清洗器械及清洁灶台，关液化气阀门。每100kg净杜仲块或丝，用食盐2kg。

成品性状：本品形如杜仲块或丝，表面黑褐色，内表面褐色、折断时胶丝弹性较差；味微咸（图8-2）。

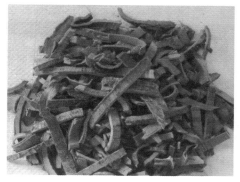
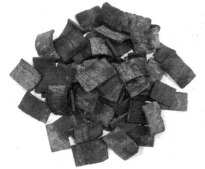

图8-1　盐炙黄柏　　　　　　　　图8-2　盐炙杜仲

3. 盐炙车前子　取净车前子，称重，置炒制器具内文火加热，炒至略有爆裂声时、均匀淋盐水，炒干，取出晾凉；筛去碎屑。将盐炙车前子盛放在洁净的容器内。清洗器械及清洁灶台，关液化气阀门。每100kg净车前子，用食盐2kg。

成品性状：本品形如车前子，表面黑褐色，气微香，味微咸（图8-3）。

4. 盐炙巴戟天　取净巴戟天段，称重，用盐水拌匀，闷润，待盐水被吸尽后，置炒制器具内，文火炒干；或取净巴戟天，用盐水拌匀，蒸透，趁热除去木心，切段，干燥后筛去碎屑。取出放凉。将盐炙巴戟天盛放在洁净的容器内。清洗器械及清洁灶台，关液化气阀门。每100kg净巴戟天段，用食盐2kg。

成品性状：本品形如巴戟天，扁圆柱形短段或不规则块；表面灰黄色或暗灰色，具纵纹和横裂纹；切面皮部厚，紫色或淡紫色，中空；气微，味甘而微涩（图8-4）。

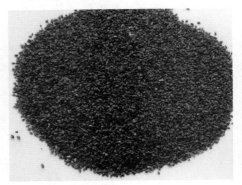
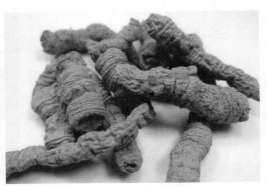

图8-3　盐炙车前子　　　　　　　　　　图8-4　盐炙巴戟天

5. 姜炙竹茹　取竹茹段或团，称重，加姜汁拌匀，稍润，待姜汁被吸尽后，置炒制容器内，文火加热，如烙饼法将两面烙至微黄色，取出晾凉；筛去碎屑。将姜炙竹茹盛放在洁净的容器内。清洗器械及清洁灶台，关液化气阀门。每100kg净竹茹，用生姜10kg。

成品性状：本品形如竹茹，表面黄色，微有姜香气（图8-5）。

6. 姜炙厚朴　取厚朴丝，称重，加姜汁拌匀，闷润至姜汁被吸尽，置炒制容器内，文火炒干，取出晾凉。筛去碎屑。将姜炙厚朴盛放在洁净的容器内。清洗器械及清洁灶台，关液化气阀门。每100kg净竹茹，用生姜10kg。

成品性状：本品形如厚朴丝，表面灰褐色，偶见焦斑，略有姜辣气（图8-6）。

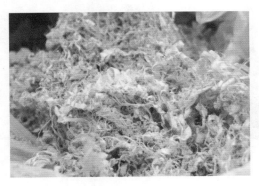
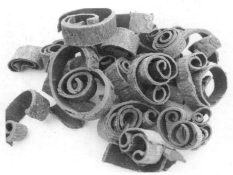

图8-5　姜炙竹茹　　　　　　　　　　图8-6　姜炙厚朴

四、注意事项

1. 加水溶化食盐时，一定要控制水量。水的用量一般以食盐的 4～5 倍量为宜。加水过多，则盐水不能被药吸尽，或者过湿不易炒干；水量过少，又不易与药物拌匀。

2. 含黏液质多的车前子、知母等药物，须采用先炒药后加盐水的方法操作。此类药物遇水容易发黏，盐水不易渗入，炒时又容易黏锅。须先将药物加热炒去部分水分，并使药物质地变疏松，再喷洒盐水，以利于盐水渗入。

3. 盐炙法火力宜小，若火力过大，加入盐水后，水分迅速蒸发，食盐黏附在锅上，达不到盐炙的目的。

4. 制备姜汁时，要控制水量，一般所得得姜汁与生姜的比例以 1∶1 为宜。

5. 药物与姜汁拌匀后，要充分闷润，待姜汁被吸尽后，再用文火炒干，否则达不到姜炙的目的。

6. 若无生姜可用干姜代替，但用量为生姜的 1/3。

五、思考题

1. 泽泻、益智仁、草果、黄连如何炮制？
2. 知母、车前子为什么不能用先拌辅料后炒药的方法？
3. 盐炙杜仲为什么要用中火加热？
4. 试述姜汁的两种制备方法。

六、实训报告

列表说明各种实训药材的炮制方法、火力、炮制时的关键环节、成品规格，并对炮制品是否合格进行分析。

（董凯旋　夏忠锐）

实训九

蜜炙、油炙

一、目的要求

1. 了解蜜炙、油炙的目的和意义。
2. 掌握蜜炙、油炙的基本方法和质量标准。

二、工具设备

1. 设备　液化气灶、铁锅、铁铲、瓷盘、筛子、天平、量筒、纱布等。
2. 材料
（1）药物：甘草、黄芪、枇杷叶、淫羊藿。
（2）辅料：饮用水、蜂蜜、羊脂、植物油、酥油或麻油。

三、实训方法及内容

（一）准备

1. 将要炮制的药物筛去碎屑、杂质。
2. 将药物大小、粗细分档备用。
3. 检查炒锅、铲子和盛药器具是否洁净，必要时进行清洁。
4. 蜂蜜的炼制。将蜂蜜放置于锅内，加热至徐徐沸腾后，改用文火，保持微沸，并除去泡沫及上浮蜡质，然后用罗筛或纱布滤去死蜂、杂质，再倾入锅内，加热至116～118℃，满锅起鱼眼泡、手捻之有黏性、两指间尚无长白丝出现时，迅速出锅。炼蜜的含水量应控制在10%～13%。
5. 羊脂油的制备。羊脂切碎，置不锈钢锅内加热，炼油去渣即得。

（二）炮制方法

1. 蜜炙（先加蜜后炒药）
（1）拌润：取定量炼蜜，加入适量开水稀释，趁热与药物拌匀，闷润至蜜被药物吸尽。炼蜜的用量，除另有规定外，一般每100kg净药物，用炼蜜25kg。
（2）预热：用文火加热，使炒制器具的热度达到药物蜜炙时所要求的温度。
（3）炒制：将拌润后的药物，置于温度适宜的炒制容器内，用文火加热，炒至药物色泽加深、不粘手时，取出、摊晾。

（4）收贮：将符合成品质量标准的饮片，经包装后，按药典规定及时贮藏。

（5）清洁：清洗器械及清洁灶台，关液化气。

2. 蜜炙（先炒药后加蜜）

（1）预热：用文火加热，使炒制器具的热度达到药物蜜炙时所要求的温度。

（2）炒制：取净制后的药物，置于温度适宜的炒制器具内，用文火加热，炒至色泽加深或表面鼓起时，再加入定量热蜜，迅速翻动，使蜜与药物拌匀，炒至不粘手时，取出、摊晾。一般每100kg净药物，用炼蜜25kg。

（3）收贮：将符合成品质量标准的饮片，经包装后，按药典规定及时贮藏。

（4）清洁：清洗器械及清洁灶台，关液化气。

3. 油炙（油炒）

（1）预热：用文火加热，使炒制器具的热度达到药物蜜炙时所要求的温度。

（2）炒制：取适量油脂置于锅内，加热熔化后，倒入净药物，用文火炒至油被吸尽，药物表面微黄色，显油亮时，取出、摊晾。一般每100kg净药物，用羊脂油（炼油）20kg。

（3）收贮：将符合成品质量标准的饮片，经包装后，按药典规定及时贮藏。

（4）清洁：清洗器械及清洁灶台，关液化气。

4. 油炙（油炸）

（1）预热：用文火加热，使炒制器具的热度达到药物蜜炙时所要求的温度。

（2）炒制：取油脂适量，置于锅内加热至沸腾时，投入净药物，用文火炸至黄色或色泽加深，表面鼓起或质地酥脆，有油炸香气，取出，沥去油、粉碎。所用植物油的量，视药物的量而定，适量即可。

（3）收贮：将符合成品质量标准的饮片，经包装后，按药典规定及时贮藏。

（4）清洁：清洗器械及清洁灶台，关液化气。

5. 油炙（油脂涂酥烘烤）

（1）预热：用文火加热，使炒制器具的热度达到药物蜜炙时所要求的温度。

（2）炒制：取净药物，置无烟炉火上烤热，用酥油或麻油涂布，加热烘烤，待油脂渗入药物内部后，再涂再烤，反复操作，直至药物质地酥脆，晾凉或粉碎。所用酥油或麻油的量，以能使药物质地酥脆为宜。

（3）收贮：将符合成品质量标准的饮片，经包装后，按药典规定及时贮藏。

（4）清洁：清洗器械及清洁灶台，关液化气。

（三）实训内容

1. 蜜炙甘草　取净甘草，称重，先取一定量的炼蜜，加适量开水稀释，与甘草拌匀，闷润，待蜜被药物吸尽后，置于温度适宜的热锅内，用文火炒至颜色加深、不粘手时，取出、摊晾。将炙甘草盛放在洁净的容器内。清洗器械及清洁灶台，关液化气阀门。每100kg净药物，用炼蜜25kg。

成品性状：本品形如甘草，表面老黄色，微有光泽，质稍黏，具焦香气，味甜（图9-1）。

2. 蜜炙黄芪　取净黄芪，称重，先取一定量的炼蜜，加适量开水稀释，与药物拌匀，闷润，待蜜被药物吸尽后，置于温度适宜的热锅内，用文火炒至颜色加深、不粘手时，取出、摊晾。将炙黄芪盛放在洁净的容器内。清洗器械及清洁灶台，关液化气阀门。每 100kg 净药物，用炼蜜 25kg。

成品性状：本品形如黄芪，外表皮浅棕黄或棕褐色，略有光泽，切面皮部黄白色，木质部淡黄色具蜜香气，味甜，略带黏性，嚼之微有豆腥味（图 9-2）。

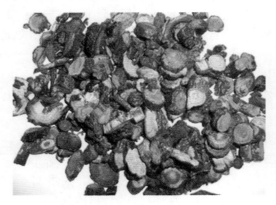

图 9-1　蜜炙甘草

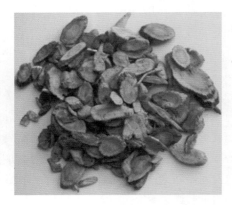

图 9-2　蜜炙黄芪

3. 蜜炙枇杷叶　取净枇杷叶，称重，先取一定量的炼蜜，加适量开水稀释，与药物拌匀，闷润，待蜜被药物吸尽后，置于温度适宜的热锅内，用文火炒至颜色加深、不粘手时，取出、摊晾。将炙黄芪盛放在洁净的容器内。清洗器械及清洁灶台，关液化气阀门。每 100kg 净药物，用炼蜜 25kg。

成品性状：本品形如枇杷叶，表面棕黄色或红棕色，微有光泽，略带黏性，具蜜香气，味微甜（图 9-3）。

4. 油炙淫羊藿　先将羊脂油置于锅内，用文火加热，至全部熔化时，倒入净淫羊藿丝，炒至微黄色，油脂被吸尽时，取出，放凉。每 100kg 净淫羊藿，用羊脂油（炼油）20kg。

成品性状：本品形如淫羊藿，表面浅黄色，显油亮光泽，微有羊脂油气（图 9-4）。

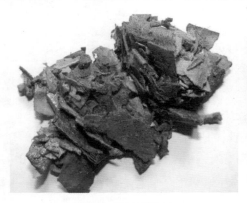

图 9-3　蜜炙枇杷叶

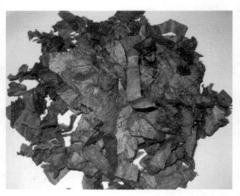

图 9-4　油炙淫羊藿

四、注 意 事 项

1. 炼蜜的用量视药物的性质而定。一般质地疏松、纤维多的药物用蜜量宜大；质实、黏性较强、油分较多的药物用蜜量宜小。

2. 蜜炙法每次炒制量不要过多，以免炒制不匀。

3. 炼制蜂蜜时应控制火力，以免蜜溢出锅外或焦糊。

4. 炼蜜不宜过老，若用时过于浓稠不易与药物拌匀，可用适量开水稀释。

5. 先加蜜后炒药时用文火，炒制时间可稍长，尽量除去内含水分，避免贮存时发霉。

6. 蜜炙品须凉透后及时密闭贮存，以免吸潮发黏或发霉变质。

7. 油炙时用文火，以防炒过。

8. 油炸有毒药材后的油，不得再炸其他药物。

五、思 考 题

1. 试述蜜炙、油炙药物的操作要点、成品性状及炮制作用。

2. 炼蜜拌制前为什么要用适量开水稀释？

3. 试述蜜麻黄的炮制原理。

六、实 训 报 告

列表说明各种实训药材的炮制方法、火力、炮制时的关键环节、成品规格，并对炮制品是否合格进行分析。

（董凯旋）

实训十

生大黄与酒大黄有效成分的比较

一、目 的 要 求

1. 了解炮制的目的和意义。
2. 掌握大黄的炮制方法。
3. 了解生大黄和酒大黄的药效。
4. 掌握用高效液相色谱法和紫外-可见分光光度法定量分析炮制前后中药成分。
5. 熟悉高效液相色谱仪和外-可见分光光度计测定含量的基本操作。
6. 掌握测定生大黄和酒大黄含量的基本方法和质量标准。

二、工具设备及试剂

1. 工具设备　高效液相色谱仪、紫外-可见分光光度计、炒制器、微型植物粉碎机、分析天平、超声波提取器、65 目筛、三角烧瓶（250ml）、分液漏斗（250ml）、磨口三角烧瓶（100ml）、刻度吸管、量瓶（10ml、25ml、250ml）、冷凝管、索氏提取器、水浴锅、石棉网、电炉、滤纸、洗瓶。

2. 试剂　芦荟大黄素对照品、大黄酸对照品、大黄素对照品、大黄酚对照品、大黄素甲醚对照品、1, 8-二羟基蒽醌标准品、甲醇、0.1%磷酸、盐酸、三氯甲烷、混合碱溶液（5%氢氧化钠-2%氢氧化铵混合液）、混合酸溶液（10ml 冰醋酸加 2ml25%盐酸）、黄酒。

三、实训方法及内容

（一）实训方法

1. 按《中国药典》2015 年版通则 0213 炮制通则（酒炙法）进行炮制。
2. 按《中国药典》2015 年版通则 0512 采用高效液相色谱谱法测定含量，也可用紫外-可见分光光度法。

（二）实训内容

生大黄和酒大黄有效分成含量的比较。

1. 样品的制备

（1）生大黄：取原药材，除去杂质，大小分开，洗净、捞出，润透，切厚片或小方块。晾干或低温干燥，筛去碎屑（图 10-1）。

功效：味苦，性寒；归脾、胃、大肠、肝、心包经；具有泻下攻积、清热泻火、凉血解毒、逐瘀痛经、利湿退黄的作用；用于胃肠实热积滞、大便秘结、目赤咽肿、淤血经闭、产后淤阻、跌打损伤、湿热痢疾。

（2）酒大黄：取净大黄片，用黄酒拌匀，在密闭的容器中闷润，待酒被吸尽后，置炒制器具内，文火炒至近干，色泽加深，并逸出大黄的特殊气味时，取出晾凉，筛去碎屑（图10-2）。

每100kg净大黄片，用黄酒10kg。

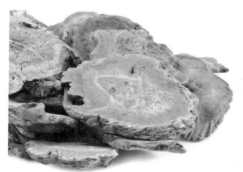

图10-1　生大黄

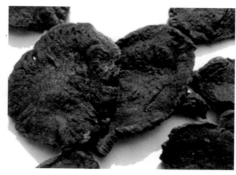

图10-2　酒大黄

功效：苦寒泻下作用稍缓，并借助酒的升提之性，引药上行，善清上焦血分热毒；用于赤咽肿、牙龈肿痛。

2. 含量测定

■ 照高效液相色谱法

色谱条件与系统适用性试验　以十八烷基硅烷键合硅胶为填充剂；以甲醇 0.1%磷酸溶液（85∶15）为流动相；检测波长为254nm。理论板数按大黄素峰计算应不低于3000。

（1）总蒽醌的含量测定

对照品溶液的制备　精密称取芦荟大黄素对照品、大黄酸对照品、大黄素对照品、大黄酚对照品、大黄素甲醚对照品适量，加甲醇分别制成每毫升含芦荟大黄素、大黄酸、大黄素、大黄酚各80μg、大黄素甲醚40μg的溶液；分别精密量取上述对照品溶液各2ml，混匀，即得（每毫升中含芦荟大黄素、大黄酸、大黄素、大黄酚各16μg，含大黄素甲醚8μg）。

供试品溶液的制备　取本品粉末（过65目筛）约0.15g，精密称定，置具塞锥形瓶中，精密加入甲醇25ml，称定重量，加热回流1小时，放冷，再称定重量，用甲醇补足减失的重量，摇匀，滤过。精密量取续滤液5ml，置烧瓶中，挥去溶剂，加8%盐酸溶液10ml，超声处理2分钟，再加三氯甲烷10ml，加热回流1小时，放冷，置分液漏斗中，用少量三氯甲烷洗涤容器，并入分液漏斗中，分取三氯甲烷层，酸液再用三氯甲烷提取3次，每次10ml，合并三氯甲烷液，减压回收溶剂至干，残渣加甲醇使溶解，转移至10ml量瓶中，加甲醇至刻度，摇匀，滤过，取续滤液，即得。

测定法　分别精密吸取对照品溶液与供试品溶液各10μl，注入液相色谱仪，测定，即得。

（2）游离蒽醌的含量测定

对照品溶液的制备　与总蒽醌的对照品方法一样。

供试品溶液的制备　取本品粉末（65目筛）约0.5g，精密称定，置具塞锥形瓶中，精密加入甲醇25ml，称定重量，加热回流1小时，放冷，再称定重量，用甲醇补足减失的重量，摇匀、滤过，取续滤液，即得。

测定法　分别精密吸取对照品溶液与供试品溶液各10μl，注入液相色谱仪，测定，即得。

按外标法以峰面积计算，求总蒽醌、游离蒽醌的含量：

$$\frac{A_S}{A_R} = \frac{C_S}{C_R} \qquad C_s = \frac{A_S \times C_R}{A_R}$$

[A_S为供试品峰面积；A_R为对照品峰面积；C_R为对照品中各组分相应的浓度（mg/ml）]

■ 紫外-可见分光光度法

标准曲线的绘制。精密称取1,8-二羟基蒽醌5mg，置于250ml量瓶中，三氯甲烷溶解并稀释至刻度。精密量取标准溶液0.50ml、1.00ml、2.00ml、3.00ml、4.00ml、5.00ml，分别置于25ml量瓶中，水浴上蒸去三氯甲烷，加混合碱溶液定容至刻度，摇匀，30分钟后在525nm处测定吸光度，以混合碱液为空白对照，绘出标准曲线（A-C曲线），并计算该曲线的回归方程。

（1）总蒽醌的含量测定。精密称取各供试品100mg，分别加20ml混合酸溶液于100ml三角烧瓶中，回流水解1小时，冷后加入30ml三氯甲烷，继续回流20分钟，三氯甲烷提取液以滤纸过滤于分液漏斗中，药渣用10ml三氯甲烷洗涤3次，洗液通过原滤纸过滤于分液漏斗中，用少量水洗涤三氯甲烷，三氯甲烷用混合碱溶液同上法萃取测定，测得含量为游离蒽醌和结合蒽醌总量。

（2）游离蒽醌的含量测定。精密称取各供试品100mg，分别置于索氏提取器中，以50ml三氯甲烷回流提取至无色，三氯甲烷提取液移入分泌液漏斗中，冷却至室温，以混合碱溶液萃取至无色，合并碱液，用少量三氯甲烷洗涤，弃去三氯甲烷，用混合碱液调至一定体积（250ml），若不澄清，可用垂熔漏斗过滤，溶液于沸水浴中加热4分钟，用冷水冷却至室温（注意应补足原来体积），30分钟后在525nm处测定吸光度（以混合碱液为空白），由标准曲线所得浓度计算含量。

$$蒽醌类成分的含量（\%）= \frac{C \times T}{W} \times 100\%$$

[C为游离蒽醌的浓度（mg/ml）；T为供试品的稀释度（稀释倍数×原体积）；W为供试品的干燥重量（mg）]

3. 质量标准

（1）生大黄：本品按干燥品计算，以芦荟大黄素（$C_{15}H_{10}O_5$）、大黄酸（$C_{15}H_8O_6$）、大黄素（$C_{15}H_{10}O_5$）、大黄酚（$C_{15}H_{10}O_4$）和大黄素甲醚（$C_{16}H_{12}O_5$）的总量计，不得少于1.5%。含总蒽醌以芦荟大黄素、大黄酸、大黄素、大黄酚、大黄素甲醚的总量计，含总蒽醌不得小于1.5%；含游离蒽醌不得小于0.20%。

（2）酒大黄：本品按干燥品计算，以芦荟大黄素（$C_{15}H_{10}O_5$）、大黄酸（$C_{15}H_8O_6$）、大黄素（$C_{15}H_{10}O_5$）、大黄酚（$C_{15}H_{10}O_4$）和大黄素甲醚（$C_{16}H_{12}O_5$）的总量计，不得少于1.5%。含总蒽醌以芦荟大黄素、大黄酸、大黄素、大黄酚、大黄素甲醚的总量计，含总蒽醌不得小于1.5%；含游离蒽醌不得小于0.50%。

四、注意事项

1. 药物加入一定量黄酒闷润时,容器上面应加盖,以免酒挥发。
2. 酒炙时一般选用文火加热,炒时勤翻动,炒至近干、颜色加深时,即可出锅。
3. 若酒的用量较少,不易与药物搅匀时,可先将酒加适量水稀释后,再与药物拌润。
4. 与样品接触的仪器应干燥。
5. 标准品与供试品的发色时间应相同。
6. 萃取与比色操作应在无阳光直接照射的情况下进行,碱萃取液应避光保存。
7. 测定含量时做平行试验两份,两次平行结果的相对偏差(RSD)不得超过 2.0%,且相对平均偏差应小于 5%,取其算术平均值为测定结果。

五、实训评价及清场

1. 实训结束后,对各组实训成品质量进行分析、比较、评分,记入实训平时成绩。
2. 待炮制好的药物冷却后装入洁净的聚乙烯包装袋内,密封后贮藏。
3. 用于炮制药物的不能反复使用的辅料倒入垃圾箱内,若能反复使用的辅料如砂、灶心土等倒入规定的容器中。
4. 清洁煤气灶和其他实训器具。
5. 将实训室打扫干净。
6. 关闭水、电、门、窗。

六、思考题

通过大黄炮制前后蒽醌类成分的变化,说明酒大黄泻下作用降低的原因。

七、实训报告

1. 记录精密加甲醇的体积、加热回流时间、精密量取续滤液体积、干燥温度、供试品称量等数据。
2. 高效液相色谱法需要对照品和样品在高效液相仪得出的色谱图作比较(如峰高,半峰宽,峰面积等)从而计算出所测物质的含量。
3. 应用紫外-可见分光光度法要绘制标准曲线,并计算该曲线的回归方程。
4. 计算生大黄和酒大黄中含总蒽醌和游离蒽醌的量,是否在质量标准内并列表进行对比说明区别,炮制对药效的影响。

八、知识拓展

结合型蒽醌为大黄的主要泻下成分,酒炙后的大黄的泻下效力比生品降低约 30%。

(刘程程　杨宁线)

实训十一

蒸　法

一、目 的 要 求

1. 了解蒸法的目的和意义。
2. 掌握蒸制的基本方法和成品的质量标准。
3. 能够正确清场，填写相关生产记录。

二、工 具 设 备

1. 工具　液化灶、不锈钢蒸汽夹层锅、蒸锅、刷子、盛药器具、笮篱、天平。
2. 材料　天麻、木瓜、地黄、五味子、何首乌黄酒、黑豆。

三、实 训 方 法 及 内 容

（一）准备

1. 将要炮制的药物筛去碎屑、杂质、洗涤干净、大小分档、称重，置洁净的容器中，备用。
2. 质地坚硬的药材先用水浸泡 1～2 小时。
3. 用液体辅料同蒸者，可利用该辅料润透药物。
4. 清洗不锈钢蒸汽夹层锅、蒸锅、笮篱和盛药器具，保持清洁干燥。

（二）蒸制的炮制方法

1. 启动机器。
2. 设定压力 0.08MPa、时间 2～3 小时。
3. 将拌润后的药物置蒸制容器内，密闭；加适量水；加锅盖密封。
4. 接通蒸汽，打开旋塞，放出冷空气。
5. 蒸至所需时间，关闭进气阀，关闭电源。
6. 取出蒸制好的药物，烘干。
7. 按不锈钢蒸汽夹层锅清洁规程进行清洁。

四、实 训 内 容

1. 清蒸天麻　取原药材，洗净，浸润至三至四成透时，取出，润透或蒸软，切薄片、干燥。

成品性状：蒸天麻呈不规则的薄片，周边表皮黄白色或淡黄棕色，片面淡黄色或淡棕色，角质样，半透明，有光泽，无纤维点（图11-1）。

2. 清蒸木瓜　取原药材，略泡，置蒸制容器内，蒸透，趁热切薄片；或润透后，切薄片、晒干。

成品性状：本品呈月牙形薄片，外表紫红色或棕红色，有不规则的深皱纹；切面棕红色；气微清香，味酸（图11-2）。

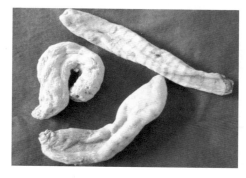
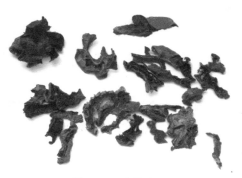

图11-1　清蒸天麻　　　　　　　　　图11-2　清蒸木瓜

3. 熟地黄　取净生地黄，加黄酒拌匀，置罐内或适宜的容器内，密闭，隔水加热或用蒸汽加热。至酒吸净，显乌褐色光泽，味转甜，取出。

成品性状：熟地黄呈不规则块片，表面乌黑发亮，味甜，微有酒气（图11-3）。

4. 酒蒸五味子　取净五味子，用黄酒拌匀，置蒸制容器内，加热蒸至表面黑色时，取出，干燥，用时捣碎。

成品性状：酒五味子表面紫褐色或黑褐色，微有酒气（图11-4）。

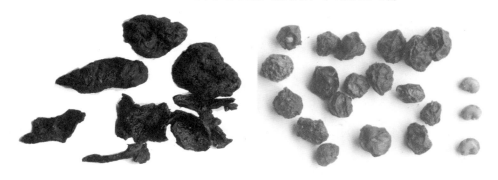

图11-3　熟地黄　　　　　　　　　　图11-4　酒蒸五味子

5. 制何首乌　取生何首乌片或块，用黑豆汁拌匀，润湿，置非铁质蒸制容器内，密闭，炖至汁液被吸净。

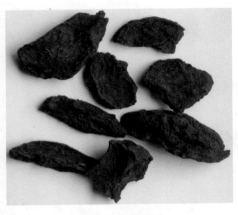

图 11-5　制何首乌

成品性状：制何首乌为不规则皱缩的块片，表面棕褐色或黑褐色，凹凸不平（图 11-5）。

五、实训评价及清场

1. 实训结束后，对各组实训成品质量进行分析、比较、评分，记入实训平时成绩。

2. 待炮制好的药物冷却后装入洁净的聚乙烯包装袋内，密封后贮藏。

3. 清洁煤气灶和其他实训器具。

4. 将实训室打扫干净。

5. 关闭水、电、门、窗。

六、注意事项

1. 蒸前将药物大小分档，使蒸制的药物程度一致。

2. 须用液体辅料拌蒸的药物应待辅料被吸净后再蒸制。

3. 蒸制时一般先用武火，圆气后改用文火，要有足够的蒸汽。

4. 要控制蒸制时间。

5. 加液体辅料蒸制完毕后，若容器内有剩余的辅料，应拌入药物后再进行干燥。

6. 换品种时要对蒸制器具进行彻底清洁。

7. 药物晾凉后再进行包装。

七、思考题

1. 黄芩、黄精、山茱萸、女贞子、桑螵蛸如何炮制？教师依据蒸制的考核标准对学生实际操作进行考核。

2. 在操作过程中如何避免生熟不匀的现象？

3. 蒸制前为什么要先将锅蒸制圆气？

八、实训报告

列表说明各种实训药材的蒸制方法、火力、蒸制时间、成品规格，并对炮制品是否合格进行分析。

（陈庄元　陈智忠）

实训十二

煮　法

一、目的要求

1. 了解煮法的目的和意义。
2. 掌握煮制的基本方法和成品的质量标准。
3. 能够正确清场，填写相关生产记录。

二、工具设备

1. 工具　液化灶、蒸锅、铲子、刷子、盛药器具、天平。
2. 材料　川乌、附片、远志、藤黄、豆腐、甘草。

三、实训方法及内容

（一）准备

1. 将要炮制的药物筛去碎屑、杂质、洗涤干净、大小分档、称重，置洁净的容器中，备用。

2. 将药物放入锅中，用辅料者可同时加入（或稍后加入）。

3. 用辅料起协同作用，则辅料汁液应被药物吸尽。

4. 辅料的前处理

（1）豆腐的前处理：大块豆腐，中间挖一长方形槽，将药置槽中，再用豆腐盖严，置锅加水煮。

（2）甘草汁的制备：除去甘草中的杂质、药屑，按比例称取甘草（用量为药物的 6%），置洁净的煮制容器内；加入适量水煎煮两次，过滤，合并煎液并浓缩至甘草量的 10 倍左右。

（二）煮制的炮制方法

1. 泡或不泡，加水加热共煮，用辅料者可同时加入（或稍后加入）。

2. 在 100℃ 的温度条件下较长时间的加热，可以先用武火后用文火。

3. 一般煮至中心无白心，刚透心为度。

4. 若用辅料起协同作用，则辅料汁液应被药物吸尽。

5. 清水煮——煮至内无白心或一定程度，再润。取出，切片。

6. 药汁煮或醋煮——至汁尽。取出直接晒干或切片后晒干。

7. 豆腐煮——至相应程度，如珍珠煮至豆腐呈蜂窝状、藤黄煮至被融化、硫黄煮至豆腐呈黑色或黑绿色等。

四、实训内容

1. **制川乌**　取净川乌，大小分档，用水浸泡至内无干心，取出，加水煮沸 4～6 小时至取出大个及实心者切开内无白心，口尝微有麻舌感时，取出，晾至六成干，切厚片，干燥。筛去碎屑。

成品性状：为不规则或长三角形的片。表面黑褐色或黄褐色，有灰棕色形成层环纹；体轻，质脆，断面有光泽；气微，微有麻舌感（图 12-1）。

2. **白附片**　选大小均匀的泥附子，洗净，浸入食用胆巴的水溶液中数日，连同浸液煮至透心，捞出，剥去外皮，纵切成约 3mm 的厚片；用水浸漂，取出，蒸透，晒干。

成品性状：无外皮，黄白色、半透明，厚约 3mm（图 12-2）。

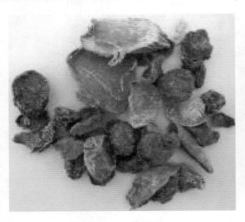
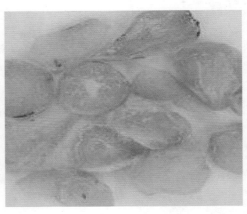

图 12-1　制川乌　　　　　　　　　　图 12-2　白附片

3. **制远志**　甘草水煎液（煮 2 次，其量为甘草量的 10 倍），加入净远志，用文火煮至汤被吸尽，取出、干燥。

成品性状：形如远志段，表面黄棕色，味微甜（图 12-3）。

4. **制藤黄**　将定量豆腐中间挖一长方形槽，将净藤黄置槽中，再用豆腐盖严，置锅内加水煮。当藤黄全部熔化后，取出，藤黄冷却凝固后，除去豆腐；阴干，研成细粉。100g净藤黄，用豆腐 300g。

成品性状：表面粗糙，断面显蜡样光泽；深红黄色或深橙棕色（图 12-4）。

五、实训评价及清场

1. 实训结束后，对各组实训成品质量进行分析、比较、评分，记入实训平时成绩。
2. 待炮制好的药物冷却后装入洁净的聚乙烯包装袋内，密封后贮藏。
3. 清洁煤气灶和其他实训器具。
4. 将实训室打扫干净。

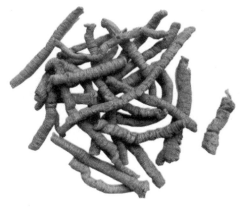

图 12-3　制远志

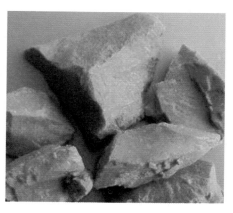

图 12-4　制藤黄

5. 关闭水、电、门、窗。

六、注 意 事 项

1. 将药物大小分档，分别炮制。

2. 适当掌握加水量。加水量多少根据要求而定如煮的时间长用水宜多，短者可少加；若需煮熟、煮透或弃汁、留汁的加水宜多，要求煮干者，则加水要少。如毒剧药清水煮时加水量宜大，要求药透汁不尽，煮后将药捞出，去除母液。

3. 加液体辅料煮制时，加水量应控制适宜，要求药透汁尽，加水过多，药透而汁未吸尽，有损药效；加水过少，则药煮不透，影响质量。

4. 适当掌握火力。先用武火煮至沸腾，再改用文火，保持微沸，否则水迅速蒸发，不易向药物组织内部渗透。

5. 煮制中途需加水时，应加沸水。

6. 煮好后出锅，及时晒干或烘干，如需切片，则可闷润至内外湿度一致，先切成饮片再进行干燥，如黄芩。或适当晾晒，再切片，干燥，如乌头。

七、思 考 题

1. 草乌、吴茱萸、珍珠、硫黄如何炮制？教师依据煮制的考核标准对学生实际操作进行考核。

2. 在操作过程中如何避免药透汁不尽的现象？

八、实 训 报 告

列表说明各种实训药材的煮制方法、火力、煮制时间、成品规格，并对炮制品是否合格进行分析。

（陈庄元）

实训十三

焯 法

一、目的要求

1. 了解焯法的目的和意义。
2. 掌握焯法的手工操作和成品的质量标准。
3. 能够正确清场，填写相关生产记录。

二、工具设备

1. 工具　液化气、蒸锅、漏勺、刷子、盆、盛药器具、天平。
2. 材料　杏仁、扁豆。

三、实训方法及内容

（一）准备

1. 除去要炮制的药物碎屑、杂质和泛油的种子，置洁净的容器中，备用。
2. 检查煮制容器和盛药器具是否洁净，必要时进行清洁。

（二）焯制的炮制方法

1. 水煮沸　多量清水加热至沸。
2. 投药　与盛药器具一齐。
3. 时间　5～10分钟，加热烫至种皮由皱缩到膨胀，易于挤脱。
4. 取出　立即浸漂于冷水中，捞起，搓开种皮与种仁。
5. 干燥　晒干，簸去或筛取种皮。

四、实训内容

1. 焯杏仁　取净杏仁置10倍量沸水中略煮，加热约5分钟，至种皮微膨起即捞起，用凉水稍浸泡，取出，搓开种皮与种仁，干燥，筛去种皮。用时捣碎。

成品性状：呈扁心状；表面乳白色或黄白色，一端尖，另一端钝圆，肥厚，左右不对称，富油性；有特异的香气，味苦（图13-1）。

2. 扁豆衣　选净白扁豆置沸水中，稍煮至皮软时，捞出，于凉水中稍浸泡，取出，搓开种皮与种仁，干燥，筛去种皮。

　　成品性状：为不规则的卷缩状种皮，乳白色，质脆易碎（图 13-2）。

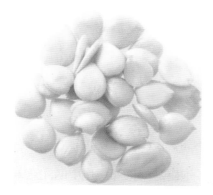

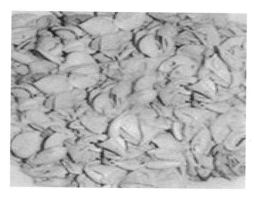

图 13-1　煒杏仁　　　　　　　　　　　图 13-2　扁豆衣

五、实训评价及清场

1. 实训结束后，对各组实训成品质量进行分析、比较、评分，记入实训平时成绩。
2. 待炮制好的药物冷却后装入洁净的聚乙烯包装袋内，密封后贮藏。
3. 清洁煤气灶和其他实训器具。
4. 将实训室打扫干净。
5. 关闭水、电、门、窗。

六、注 意 事 项

1. 水量要大，以保证水温。应为药量的 10 倍以上。
2. 待水沸后投药，加热时间以 5～10 分钟为宜。以免水烫时间过长，成分损失。
3. 煒去皮后，宜当天晒干或低温烘干。否则易泛油，色变黄，影响成品质量。

七、思 考 题

1. 桃仁如何炮制？教师依据煒制的考核标准对学生实际操作进行考核。
2. 苦杏仁煒制的原理是什么？

八、实 训 报 告

　　列表说明各种实训药材的煒制方法、水量大小、加热时间、成品规格，并对炮制品是否合格进行分析。

（陈庄元）

实训十四

复 制 法

一、目 的 要 求

1. 掌握复制法的目的和意义。
2. 熟悉清半夏、姜半夏、法半夏的炮制方法、炮制品规格和操作中的注意事项。
3. 能对炮制品质量进行评价。

二、实训设备及材料

1. 设备　切药刀、瓷盘、竹匾、电子天平、煎药砂锅、烘箱、烧杯、量筒、玻璃棒、pH 试纸、灶具等。
2. 材料　饮用水、生半夏、白矾、生姜、生石灰、甘草等。

三、实训内容及步骤

（一）准备

1. 将待炮制的生半夏筛去碎屑、杂质。
2. 将生半夏按大小分档备用。
3. 检查设备及盛药容器是否洁净，必要时进行清洁。
4. 检查称重和量取的仪器是否符合称重和量取的要求，必要时进行调换。

（二）实训操作

1. 清半夏　取大小均匀的净半夏，用浓度为 8%的白矾水溶液浸泡至内无干心、口尝微有麻舌感时取出（需 24～48 小时，夏季略短、冬季略长），洗净，切厚片或不切片，干燥；筛去碎屑。

每 100kg 净半夏，用白矾 20kg。

2. 姜半夏

（1）浸泡生半夏：取大小均匀的净半夏，用饮用水浸泡至内无干心时取出（约需 24小时，夏季略短、冬季略长）。

（2）制备生姜煎液：取适量生姜洗净切片，置于煎药砂锅中用煎煮法进行煎煮，煎煮3 次，合并煎液备用。

（3）煎煮生半夏：将浸透后的半夏及适量白矾加入生姜煎液中，用煎煮法煮至透心（约需 6 小时）。取出置于竹匾中晾干或晾至半干时干燥，或切薄片后再行干燥。

　　每 100kg 净半夏，用生姜 15kg、生石灰 10kg。

　　3. 法半夏

　　（1）浸泡生半夏：取大小均匀的净半夏，用饮用水浸泡至内无干心时取出（约需 24 小时，夏季略短、冬季略长）。

　　（2）制备石灰甘草液：取甘草适量，加水煎煮 2 次，合并煎液至 180ml；将甘草煎液倒入适量水配制好的石灰液（0.4g/ml）中，搅匀。

　　（3）浸泡：将已浸透的半夏放入石灰甘草液中进行浸泡，每日搅拌 1～2 次，并保存浸液 pH 为 12（用石灰液调 pH）以上，至剖面黄色均匀，口尝微有麻舌感时（约 48 小时）取出；洗净、阴干或烘干。

　　每 100kg 净半夏，用甘草 15kg、生石灰 10kg。

四、成 品 规 格

　　1. 清半夏　呈椭圆形、类圆形或不规则片；切面淡灰色至灰白色，可见灰白色点状或短线状维管束迹，有的残留栓皮处下方显淡紫红色斑纹；质脆，易折断，断面略呈角质样；气微，味微涩、微有麻舌感（图 14-1）。

　　2. 姜半夏　为片状、不规则颗粒状或类球形；表面棕色或棕褐色；质硬脆，断面淡黄棕色，常具角质样光泽；气微香，味淡，微有麻舌感，嚼之略黏牙（图 14-2）。

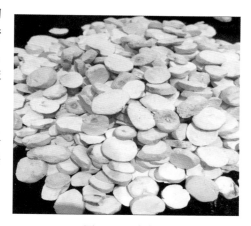

图 14-1　清半夏

　　3. 法半夏　呈类球形或破碎成不规则颗粒状；表面淡黄白色、黄色或棕黄色；质较松脆或硬脆；断面黄色或淡黄色，颗粒者质稍硬脆。气微，味淡略甘，微有麻舌感（图 14-3）。

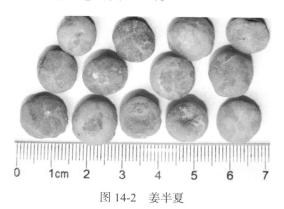

图 14-2　姜半夏

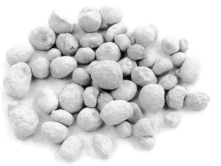

图 14-3　法半夏

五、实训评价及清场

1. 实训结束后，对各组实训成品质量进行分析、比较、评分，记入实训平时成绩。
2. 将炮制好的药物装入洁净的聚乙烯包装袋内，密封后贮藏。
3. 清洁桌面及实训器具。
4. 将实训室打扫干净。
5. 关闭水、电、门、窗。

六、注意事项

1. 因本实训中的浸泡过程时间较长，为防止腐败，浸泡时应加盖、防污染及避光。
2. 干燥过程中烘箱的温度不可过高，时间不可过长，以60℃左右烘干为宜。
3. 浸泡时液面高于药材4cm即可。
4. 本实训中的煎煮过程均按中药炮制方法中的煎煮法进行操作，用砂锅或陶瓷容器，忌用铁器。

七、思考题

1. 半夏用复制法进行炮制的目的是什么？
2. 总结炮制操作中的关键环节有哪些？
3. 炮制过程中会遇到哪些问题，如何解决？

八、实训报告

列表说明各种实训药材的炮制方法、过程、炮制时的关键环节、成品规格，对炮制过程中的实训现象进行详细记录，并对最终实训结果进行分析。

（陈　江　孙国兵）

实训十五

炮制前后川乌成分含量比较

一、目 的 要 求

1. 了解炮制的目的和意义。
2. 掌握川乌的炮制方法。
3. 了解生川乌和制川乌的药效。
4. 掌握用高效液相色谱法定量分析炮制前后中药成分。
5. 熟悉高效液相色谱仪测定含量的基本操作。
6. 掌握测定乌头碱含量的基本方法和质量标准。

二、工 具 设 备 及 试 剂

1. 工具设备　电炉、煮锅、蒸锅、冲钵、高效液相色谱仪、分析天平、超声提取器、50目筛、具塞锥形瓶、吸管（3ml、25ml）、烧杯、布氏漏斗、抽滤瓶（300ml）、滤纸、洗瓶。

2. 试剂　乌头碱对照品、次乌头碱对照品、新乌头碱对照品、苯甲酰乌头碱对照品、苯甲酰次乌头碱对照品、苯甲酰新乌头碱对照品、乙腈、四氢呋喃、0.1mol/L 醋酸铵、异丙醇、三氯甲烷、氨试液、乙酸乙酯。

三、实 训 方 法 及 内 容

（一）实训方法

1. 按《中国药典》（2015 年版）通则 0213 炮制通则进行炮制。
2. 按《中国药典》（2015 年版）通则 0512 采用高效液相色谱谱法测定含量。

（二）实训内容

生川乌和制川乌有效分成含量的比较。

1. 样品的制备

（1）生川乌：取原药材，拣净杂质，洗净灰屑、晒干；用时捣碎（图 15-1）。

功效：味辛、苦、性热，有大毒；归心、肝、脾、肾经；具有祛风除湿、温经止痛的作用；生川乌有大毒，多外用于风冷牙痛、疥癣、痈肿。

（2）制川乌：取干净的川乌，大小分开，用水浸泡至内无干心，取出，加水煮沸 6～8

小时（或蒸6～8小时）至取大个及实心者切开内无白心，口尝微有麻舌感时，取出，晾至六成干，切片、干燥；筛去碎屑。

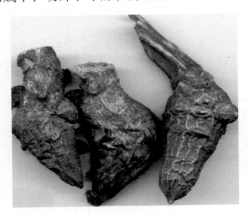

图 15-1　生川乌

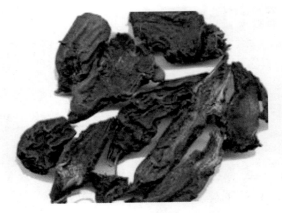

图 15-2　制川乌

功效：毒性降低，可供内服，功效同川乌；用于风寒湿痹、关节疼痛、心腹冷痛、寒疝作痛、麻醉止痛。

2. 照高效液相色谱法（通则0512）测定

■ **色谱条件与系统适用性试验** 以十八烷基硅烷键合硅胶为填充剂；以乙腈-四氢呋喃（25∶15）为流动相A，以0.1mol/L醋酸铵溶液（每1000ml加冰醋酸0.5ml）为流动相B，按表15-1中的规定进行梯度洗脱；检测波长为235nm。理论板数按新乌头碱峰计算应不低于2000。

表 15-1　色谱条件与系统适用性试验

时间（分钟）	流动相A（%）	流动相B（%）
0～48	15→26	85→74
48～49	26→35	74→65
49～58	35	65
58～65	35→15	65→85

（1）生川乌含量测定

对照品溶液的制备 取乌头碱对照品、次乌头碱对照品、新乌头碱对照品适量，精密称定，加异丙醇-三氯甲烷（1∶1）混合溶液分别制成每毫升含乌头碱50μg、次乌头碱和新乌头碱各0.15mg的混合溶液，即得。

供试品溶液的制备 取本品粉末（过50目筛）约2g，精密称定，置具塞锥形瓶中，加氨试液3ml，精密加入异丙醇-乙酸乙酯（1∶1）混合溶液50ml，称定重量，超声处理（功率300W、频率40kHz，水温在25℃以下）30分钟，放冷，再称定重量，用异丙醇-乙酸乙酯（1∶1）混合溶液补足减失的重量，摇匀，滤过。精密量取续滤液25ml，40℃以下减压回收溶剂至干，残渣精密加入异丙醇-三氯甲烷（1∶1）混合溶液3ml溶解，滤过，取续滤液，即得。

测定法 分别精密吸取对照品溶液与供试品溶液各10μl，注入液相色谱仪，测定。按外标法以峰面积计算，即得。

$$\frac{A_S}{A_R} = \frac{C_S}{C_R} \qquad C_s = \frac{A_S \times C_R}{A_R}$$

[A_S 为供试品峰面积；A_R 为对照品峰面积；C_R 为对照品中各组分相应的浓度（mg/ml）]

（2）制川乌含量测定

对照品溶液的制备　取苯甲酰乌头碱对照品、苯甲酰次乌头碱对照品、苯甲酰新乌头碱对照品适量，精密称定，加异丙醇-三氯甲烷（1:1）混合溶液分别制成每毫升含苯甲酰乌头碱 50μg、苯甲酰次乌头碱和新乌头碱各 0.3mg 的混合溶液，即得。

供试品溶液的制备　同生川乌。

测定法　同生川乌。

3. 质量标准

（1）生川乌：本品按干燥品计算，含乌头碱（$C_{34}H_{47}NO_{11}$）、次乌头碱（$C_{33}H_{45}NO_{10}$）和新乌头碱（$C_{33}H_{45}NO_{11}$）的总量应为 0.050 %～0.17%。

（2）制川乌：本品按干燥品计算，含苯甲酰乌头原碱（$C_{32}H_{45}NO_{10}$）、苯甲酰次乌头原碱（$C_{31}H_{43}NO_9$）及苯甲酰新乌头原碱（$C_{31}H_{43}NO_{10}$）的总量应为 0.070%～0.15%。

四、注　意　事　项

1. 川乌大小，一般为长 2～7.5cm、直径 1.2～2.5cm，生品多棕褐色或灰棕色，质坚实，味辛辣。煮制加水量以淹没药物为宜，煮制透心后，药汁要吸尽。开始用武火，沸腾后改用文火。

2. 将药物大小分档，分别煮，以免出现生熟不均，影响药效。

3. 炮制时注意炮制时间不宜过长。会使有效成分降低，药效降低。

4. 测定含量时做平行试验两份，两次平行结果的相对偏差（RSD）不得超过 2.0%，且相对平均偏差应小于 5%，取其算术平均值为测定结果。

五、实训评价及清场

1. 实训结束后，对各组实训成品质量进行分析、比较、评分，记入实训平时成绩。

2. 待炮制好的药物冷却后装入洁净的聚乙烯包装袋内，密封后贮藏。

3. 用于炮制药物的不能反复使用的辅料倒入垃圾箱内，若能反复使用的辅料如砂、灶心土等倒入规定的容器中。

4. 清洁煤气灶和其他实训器具。

5. 将实训室打扫干净。

6. 关闭水、电、门、窗。

六、思　考　题

川乌的炮制原理及目的是什么？

七、实 训 报 告

1. 本实训采用高效液相色谱法测物质的含量，需要对照品和样品在高效液相仪得出的色谱图作比较（如峰高、半峰宽、峰面积等）从而计算出所测物质的含量。

2. 计算生川乌和制川乌中含乌头碱的量，是否在质量标准内，并列表进行对比说明区别，炮制对药效的影响。

八、知 识 拓 展

川乌的主要成分为生物碱，其中双酯型乌头碱毒性最强，但其性质不稳定。遇水、加热易被水解或分解成相应的苯甲酰单酯型乌头碱，其毒性为双酯型乌头碱的 1/50～1/500。再进一步水解（或分解），得到亲水性氨基醇类乌头原碱，其毒性仅为酯型乌头碱 1/2000～1/4000。另外在炮制过程中脂肪酰基取代了 C_8 位上的乙酰基，生成酯碱，从而降低毒性。双酯型乌头碱川乌中的主要毒性成分，也是镇痛、抗炎的有效成分，蒸或煮后能促使双酯型乌头碱水解或分解，从而降低毒性，但其镇痛、抗炎作用仍然很明显。如若炮制太过，水解完全，则药效降低。因此，在炮制时注意炮制时间，保证炮制品质量。

（刘程程　夏忠玉）

实训十六

发酵、发芽法

一、目 的 要 求

1. 掌握发酵法、发芽法的操作方法、操作程序和成品质量要求。
2. 熟悉实训药物的炮制方法、炮制品规格和操作中的注意事项。
3. 能对炮制品质量进行评价。

二、实训设备及材料

1. 设备　培养箱、电子天平、煎药砂锅、烘箱、烧杯、量筒、玻璃棒、瓷盘、纱布、蒸锅、灶具等。
2. 材料　饮用水、桑叶、青蒿、大豆等。

三、实训内容及步骤

（一）准备

1. 将待炮制的大豆、桑叶、青蒿净制后备用。
2. 检查设备及盛药容器是否洁净，必要时进行清洁。
3. 检查称重和量取的仪器是否符合称重和量取的要求，必要时进行调换。

（二）实训操作

1. 淡豆豉

（1）桑叶、青蒿煎液的制备：取桑叶 9g，青蒿 10g，加入桑叶、青蒿量 18 倍的水煎煮 3 次，每次 1 小时，滤过，浓缩药液至密度为 1.10～1.12g/ml，药渣及药液备用。

（2）浸泡：将煎液拌入净大豆 100g 中，待汤液吸干。

（3）蒸制：将浸泡后的大豆隔水蒸透（约需 1.5 小时）后取出，稍凉。

（4）发酵：将蒸透的大豆置于搪瓷盘中，用桑叶、青蒿药渣覆盖，随后放入培养箱（30±2℃）中闷使发酵至黄衣上遍（6～8 天）时取出，除去药渣，洗净、干燥即可。

2. 大豆黄卷　选新鲜成熟饱满的大豆，用饮用水浸泡至膨胀，弃去多余的水，用湿布覆盖，每日淋水两次，保持湿润，待芽长至 0.5cm 时，取出、干燥。

四、成 品 规 格

1. 淡豆豉　呈椭圆形，略扁，长 0.6～1cm、直径 0.5～0.7cm；表面黑色，皱缩不平，一侧有棕色的条状种脐；质柔软，断面棕黑色；气香，味微甘（图 16-1）。

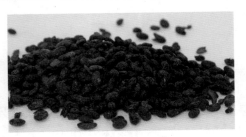

图 16-1　淡豆豉

2. 大豆黄卷　大豆黄卷呈肾形；表面黄色或黄棕色，微皱缩，一侧有明显的脐点，一端有卷曲胚根；外皮质脆，多破裂或脱落；子叶 2，黄色；气微，味淡，嚼之有豆腥味（图 16-2）（图 16-3）。

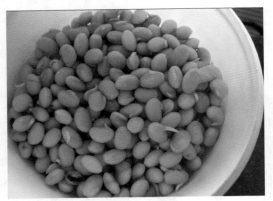

图 16-2　大豆黄卷

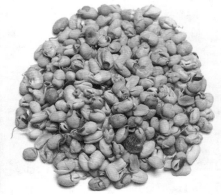

图 16-3　大豆黄卷烘干后

五、实训评价及清场

1. 实训结束后，对各组实训成品质量进行分析、比较、评分，记入实训平时成绩。
2. 将炮制好的药物装入洁净的聚乙烯包装袋内，密封后贮藏。
3. 清洁桌面及实训器具。
4. 将实训室打扫干净。
5. 关闭水、电、门、窗。

六、注 意 事 项

1. 近几年研究发现，淡豆豉的最佳炮制工艺为取桑叶 9g，青蒿 10g，加入桑叶、青蒿量 18 倍的水煎煮 3 次，每次 1 小时，滤过，浓缩药液至密度为 1.10～1.12g/ml，药液拌入净大豆 100g 中，蒸 1.5 小时，发酵温度为（30±2）℃，发酵 6～8 天。该条件下炮制出的淡豆豉中的有效成分即可达到最高值，再闷和略蒸环节对其中的有效成分含量基本没有影响，故本实训对淡豆豉的炮制实训进行了重新设计。

2. 大豆的发芽过程中应注意避光，以防大豆变绿。

3. 大豆从收集到烘至全干的过程中仍会继续发芽，故芽长约 0.5cm 时即可收集进行烘干，以防芽过长不符合成品要求。

4. 大豆的发芽速度很快，故每隔几个小时就应该查看 1 次，以防错过收集时间。

七、思　考　题

1. 本实训中药物的炮制原理是什么？炮制后的药材功效发生了哪些变化？

2. 总结炮制操作中的关键环节有哪些？

3. 炮制过程中会遇到哪些问题，如何解决？

八、实训报告

列表说明各种实训药材的炮制方法、过程、炮制时的关键环节、成品规格，对炮制过程中的实训现象进行详细记录，并对最终实训结果进行分析。

（陈　江　杨　军）

实训十七

制 霜 法

一、目 的 要 求

1. 了解去油制霜法、渗析（出）制霜法、升华制霜法和煎煮制霜法的含义。
2. 探索巴豆的炮制原理。
3. 能按照相关工具的要求进行制霜法的操作，并能对其成品质量进行评判。

二、工 具 设 备 及 试 剂

1. 工具设备　铁研船、吸油纸、笼屉、压榨器、碗或碟、煅锅、盐泥、白纸。
2. 试剂　大米。

三、实 训 方 法 及 内 容

1. 去油制霜法　药物经过适当加热去油制成松散粉末的方法。
操作程序：药物净制→碾成泥状→加热→压榨去油→制成松散粉状→碾细→收藏。
2. 渗析（出）制霜法　药物与物料经过加工析出细小结晶的方法。
3. 煎煮制霜法　药物经过多次长时间煎熬后成粉渣而另作药用的方法。
4. 升华制霜法　药物经过高温加工处理，升华成结晶或细粉的方法。

5. 实训内容

（1）巴豆霜：取原药材，除去杂质，暴晒或烘干后去外壳，取净巴豆仁，碾如泥状，用多层吸油纸包裹，蒸热，压榨去油，如此反复数次，至药物松散成粉，不再粘结成饼为度。

成品性状：本品粒度均匀、疏松的淡黄色粉末，显油性，味辛辣（图17-1）。

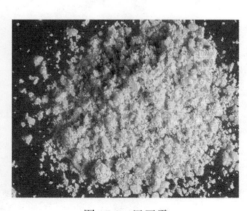

图 17-1　巴豆霜

（2）千金子霜：取净千金子仁，碾成泥状，用布包严，蒸热，压榨去油，如此反复操作，至药物松散不再粘结成饼为度。少量者，碾碎用吸油纸数层包裹，加热，反复压榨换纸，以纸上不显油痕即可。

成品性状：本品为均匀、疏松的淡黄色粉末，微显油性，味辛辣（图17-2）。

（3）柏子仁霜：取净柏子仁，碾成泥状，用布（少量可用数层吸油纸）包严，蒸热，压榨去油，如此反复操作，至药物不再粘结成饼为度，再碾细。

成品性状：本品散装粉末，淡黄色，气微香（图17-3）。

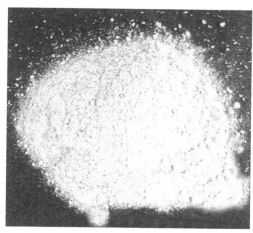

图17-2　千金子霜

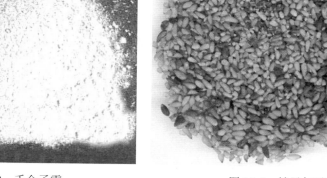

图17-3　柏子仁霜

（4）西瓜霜：取新鲜西瓜，沿蒂头切一厚片作顶盖，挖出部分瓜瓤，将芒硝填入瓜内，盖上顶盖，用竹签扦牢，用碗或碟托住，盖好，悬挂于阴凉通风处，待西瓜表面析出白霜时，随时刮下，直至无白霜析出，晾干。或取新鲜西瓜切碎，放入不带釉的瓦罐内，一层西瓜一层芒硝，将口封严，悬挂于阴凉通风处，数日后即自瓦罐外面析出白色结晶物，随析随收集，至无结晶析出为止。

成品性状：本品为类白色至黄白色的结晶性粉末，味咸，有清凉感（图17-4）。

（5）鹿角霜：本品为为鹿科动物梅花鹿或马鹿的角熬制胶后的角块或粉渣。春、秋两季生产，将骨化角熬去胶质，取出角块，干燥。

成品性状：本品呈不规则的块状或颗粒状。表面灰白色，显粉性，常具纵棱，偶见灰色或灰棕色斑点；体轻，质酥，断面外层较致密，白色或灰白色，内层有蜂窝状小孔，灰褐色或灰黄色；有吸湿性，味淡，嚼之有黏牙感（图17-5）。

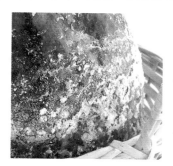

图17-4　西瓜霜

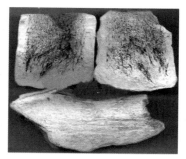

图17-5　鹿角霜

（6）砒霜：取净信石，置煅锅内，上置一口径较小的锅，两锅接合处用盐泥封固，上压重物，盖锅底上贴一白纸条或放几粒大米，用文武火加热煅至白纸或大米成老黄色，离火待凉后，收集盖锅上的结晶。

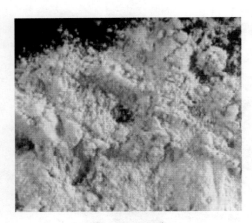

图 17-6　砒霜

成品性状：本品为白色结晶或粉末，无臭（图 17-6）。

四、注意事项

1. 需要加热处理，药物加热时所含油质易于渗出。

2. 有毒药物去油制霜注意后处理，用过的布或纸要及时烧毁，以免误用。

五、思考题

1. 简述巴豆霜制霜的注意事项。

2. 解释巴豆的炮制原理。

3. 总结制霜法中药物的炮制方法、关键环节、成品规格。

六、实训报告

列表说明各种实训药材的炮制方法、炮制时的关键环节、成品规格，并对炮制品是否合格进行分析。

（高晨曦）

实训十八

水 飞 法

一、目 的 要 求

1. 解释水飞法的含义和目的。
2. 识记朱砂、雄黄、滑石粉的炮制方法、成品规格和炮制作用。
3. 能正确进行水飞法的操作，并能对其成品质量进行评判。

二、工具设备及试剂

1. 工具设备　乳钵、盛药器具、磁石。
2. 试剂　水。

三、实训方法及内容

1. 水飞法　利用粗细粉末在水中悬浮性不同，将不溶于水的矿物、贝壳类药物经反复研磨制备成极细腻粉末的方法。

2. 实训内容

（1）水飞朱砂：去除杂质，取朱砂置乳钵内，用磁铁吸去铁屑，加适量清水研磨成糊状，然后加多量清水，充分搅拌，稍停，倾取浑悬液。下沉的粗颗粒如上法再研磨，再注水，再搅拌，再倾取，如此反复多次，直至手捻感觉特别细腻，或将乳钵对光验视，粉末中无光泽闪烁的"无亮银星"为止，弃去杂质。合并混悬液，静置后倾去上清液，取沉淀物，晾干或40℃以下干燥，研散。

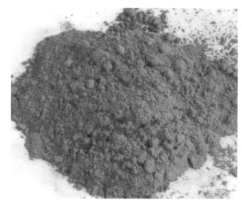

图 18-1　朱砂

成品性状：本品朱红色极细粉末，体轻，以手指撮之无粒状物，以磁铁吸之，无铁末；无臭、无味（图18-1）。

（2）水飞雄黄：取净雄黄加适量饮用水共研细，再加大量饮用水搅拌，倾取上层混悬液，下沉部分按上述法重复操作数次，除去杂质，合并混悬液，静置后倾去上清液，取沉淀物，晾干，研细。

成品性状：本品为极细腻的粉末，橙红色或橙黄色；质重；气特异而刺鼻，味淡（图18-2）。

（3）水飞滑石：取净滑石粗粉加入多量清水，搅拌，稍停，倾取混悬液，弃取残渣。合并混悬液，静止 12 小时，使细粉完全沉淀，倾取上面的清水，沉淀后的细粉浆液，滤去水分，干燥，研散，及时收藏，即为"飞滑石粉"。大量生产时，在球磨机中进行水飞。

成品性状：本品白色或类白色、微细、无砂性粉末，手摸有滑腻感；无味（图 18-3）。

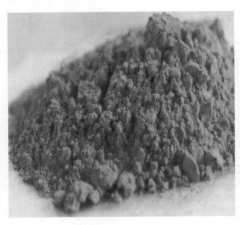

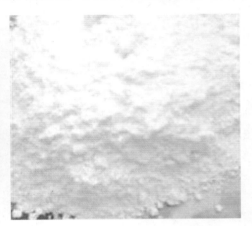

图 18-2　雄黄　　　　　　　　　　　图 18-3　滑石

四、注 意 事 项

1. 加水量　研磨与搅拌混悬所用水量有一定差异。
2. 干燥温度　不宜过高，防止产生有毒成分。
3. 使用的器械　朱砂、雄黄忌铁器。

五、思　考　题

1. 水飞的操作及目的。
2. 朱砂水飞的操作及炮制目的。

六、实 训 报 告

列表说明各种实训药材的炮制方法、炮制时的关键环节、成品规格，并对炮制品是否合格进行分析。

（高晨曦）

实训十九

提净法、干馏法

一、目的要求

1. 掌握提净法、干馏法的操作方法、操作程序和成品质量要求。
2. 熟悉实训药物的炮制方法、炮制品规格和操作中的注意事项。
3. 能对炮制品质量进行评价。

二、实训设备及材料

1. 设备 天平、煎药砂锅、烘箱、烧杯、量筒、玻璃棒、瓷盘、铸铁锅、锅铲、刀具、灶具等。
2. 材料 纯化水、朴硝、新鲜萝卜、生鸡蛋等。

三、实训内容及步骤

（一）准备

1. 将待炮制的萝卜洗净后备用；将鸡蛋加水煮熟。
2. 检查设备及盛药容器是否洁净，必要时进行清洁。
3. 检查称重和量取的仪器是否符合称重和量取的要求，必要时进行调换。

（二）实训操作

1. 提净法制芒硝 取规定重量的鲜萝卜，切成 2mm 左右的薄片，置砂锅中，加纯化水煮沸至萝卜熟透（约 10 分钟）。投入朴硝共煮至全部溶化，趁热抽滤后取滤液放阴凉处，待结晶大部分析出（约 12 小时）后收集晶体干燥即得。结晶母液再加热浓缩晾凉后可继续析出结晶，如此反复至不再析出结晶为止。每 100kg 朴硝，用萝卜 20kg。
2. 干馏法制蛋黄油 取煮熟的鸡蛋，剥取蛋黄置锅内，以文火加热，待水分除尽后，改用武火（约 280℃）熬制，至蛋黄油出尽为止，滤尽蛋黄油装瓶。

四、成品规格

1. 芒硝 为棱柱状、长方形或不规则块状及粒状；无色透明或类白色半透明；质脆，易碎，断面呈玻璃样光泽；气微，味咸（图 19-1）。

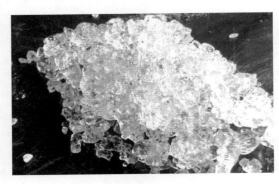

图 19-1　芒硝

2. 蛋黄油　为油状液体，有青黄色荧光（图 19-2、图 19-3）。

五、实训评价及清场

1. 实训结束后，对各组实训成品质量进行分析、比较、评分，记入实训平时成绩。

2. 将炮制好的药物装入洁净的聚乙烯包装袋内，密封后贮藏。

3. 清洁桌面及实训器具。

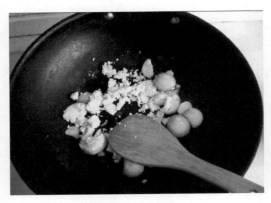

图 19-2　干馏过程

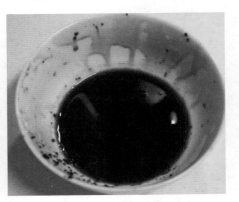

图 19-3　蛋黄油

4. 将实训室打扫干净。

5. 关闭水、电、门、窗。

六、注意事项

1. 芒硝提净中加水煮时水不可过多，水约为 5 倍朴硝的量即可。

2. 现代研究发现，朴硝加萝卜共煮 1 个小时后提净回收的芒硝量最大。

3. 芒硝的最佳结晶温度为 <4℃。

4. 干馏蛋黄油的过程中气味过腥，故需要打开排风设备。

5. 干馏蛋黄油结束后的实训用具应及时清洁，以防放置时间过长无法洗净。

七、思考题

1. 本实训中药物的炮制原理是什么？炮制后的药材功效发生了哪些变化？

2. 总结炮制操作中的关键环节有哪些？

3. 炮制过程中会遇到哪些问题，如何解决？

八、实训报告

列表说明各种实训药材的炮制方法、过程、炮制时的关键环节、成品规格，对炮制过程中的实训现象进行详细记录，并对最终实训结果进行分析。

（陈　江　陈智忠）

实训二十

延胡索炮制前后煎液中生物碱的含量测定

一、目 的 要 求

1. 了解炮制的目的和意义。
2. 掌握延胡索的炮制方法。
3. 了解延胡索和醋延胡索的药效。
4. 掌握用高效液相色谱法定量分析炮制前后中药成分。
5. 熟悉高效液相色谱仪测定含量的基本操作。
6. 掌握测定延胡索中生物碱含量的基本方法和质量标准。

二、工具设备及试剂

1. 工具设备　高效液相色谱仪、炒制器、冲钵、分析天平、50 目筛、平底烧瓶、吸管（25ml、50ml）、烧杯、冷凝管、电热套、滤纸、洗瓶、漏斗、石棉网、电炉、容量瓶（5ml）。

2. 试剂　延胡索乙素对照品、米醋、甲醇、0.1%磷酸、三乙胺、氨试液。

三、实训方法及内容

（一）实训方法

1. 按《中国药典》2015 年版通则 0213 炮制通则（醋炙法或醋煮法）进行炮制。
2. 按《中国药典》2015 年版通则 0512 采用高效液相色谱谱法测定含量。

（二）实训内容

延胡索和醋延胡索煎液中生物碱的含量测定（总生物碱含量以延胡索乙素计）：

1. 样品的制备

（1）延胡索：取原药材，除去杂质，大小分开，洗净，稍浸，润透，切厚片，干燥；筛去碎屑；或干燥后用时捣碎（图 20-1）。

功效：味辛、苦、性温；归肝、脾经；具有活血、利气、止痛的作用；生品所含的止痛成分难于煎出，效果欠佳。

（2）醋延胡索：取净延胡索，加入定量醋搅匀，闷润至醋被吸尽后，置炒制器具内，文火加热，炒干，取出晾凉。筛去碎屑（图 20-2）。

取净延胡索，加入定量醋和适量水（以与药面平为宜），置煮制器具内，文火加热，煮至透心，醋液被吸尽时，取出，晾至六成干，切厚片，晒干后筛去碎屑；或干燥后用时捣碎。

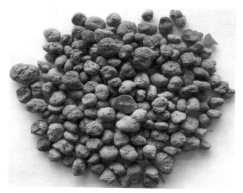

图 20-1　延胡索

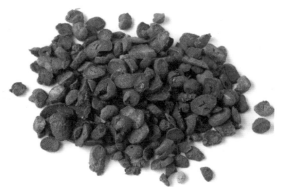

图 20-2　醋延胡索

功效：醋制后能提高有效成分的煎出率，增强行气止痛作用；广泛用于身体各部位的多种疼痛症候，如胸痹心痛、胃痛、肝郁气滞胁肋胀痛、痛经、产后瘀滞腹痛、寒疝腹痛、跌打损伤、风湿痹痛等。

2. 含量测定　照高效液相色谱法。

（1）色谱条件与系统适用性试验：以十八烷基硅烷键合硅胶为填充剂；以甲醇-0.1%磷酸溶液（三乙胺调 pH 值至 6.0）（55∶45）为流动相；检测波长为 280mn。理论板数按延胡索乙素峰计算应不低于 3000。

（2）对照品溶液的制备：取延胡索乙素对照品适量，精密称定，加甲醇制成每毫升含 46μg 的溶液，即得。

（3）供试品溶液的制备：取本品粉末（50 目筛）约 0.5g，精密称定，置平底烧瓶中，精密加入浓氨试液-甲醇（1∶20）混合溶液 50ml，称定重量，冷浸 1 小时后加热回流 1 小时，放冷，再称定重量，用浓氨试液-甲醇（1∶20）混合溶液补足减失的重量，摇匀，滤过。精密量取续滤液 25ml，蒸干，残渣加甲醇溶解，转移至 5ml 量瓶中，并稀释至刻度，摇匀，滤过，取续滤液，即得。

（4）测定法：分别精密吸取对照品溶液与供试品溶液各 10μl，注入液相色谱仪，测定。按外标法以峰面积计算，即得。

$$\frac{A_S}{A_R} = \frac{C_S}{C_R} \qquad C_s = \frac{A_S \times C_R}{A_R}$$

[A_S 为供试品峰面积；A_R 为对照品峰面积；C_R 为对照品中各组分相应的浓度（mg/ml）]

3. 质量标准

（1）延胡索：本品按干燥品计算，含延胡索乙素（$C_{21}H_{25}NO_4$）不得少于 0.050%。

（2）醋延胡索：本品按干燥品计算，含延胡索乙素（$C_{21}H_{25}NO_4$）不得少于 0.040%。

四、注 意 事 项

1. 药物醋炙时一般用文火，勤加翻动，取出后要摊开晾干。
2. 若醋的用量较少，不易与药物搅匀时，可加适量水稀释后，再与药物拌润。
3. 水煎液因含淀粉不易过滤，需用少量棉花过滤。
4. 测定含量时做平行试验两份，两次平行结果的相对偏差（RSD）不得超过 2.0%，且相对平均偏差应小于 5%，取其算术平均值为测定结果。

五、实训评价及清场

1. 实训结束后，对各组实训成品质量进行分析、比较、评分，记入实训平时成绩。
2. 将炮制好的药物冷却后装入洁净的聚乙烯包装袋内，密封后贮藏。
3. 用于炮制药物的不能反复使用的辅料倒入垃圾箱内，若能反复使用的辅料如砂、灶心土等倒入规定的容器中。
4. 清洁煤气灶和其他实训器具。
5. 将实训室打扫干净。
6. 关闭水、电、门、窗。

六、思 考 题

延胡索的炮制方法有哪些？醋炙的原理、目的是什么？

七、实 训 报 告

1. 记录精密加浓氨试液-甲醇（1：20）混合溶液、甲醇的体积、加热回流时间、精密量取续滤液的体积、蒸干的温度，供试品称量等数据。
2. 本实训采用高效液相色谱法测物质的含量，需要对照品和样品在高效液相仪得出的色谱图作比较（如峰高，半峰宽，峰面积等）从而计算出所测物质的含量。
3. 计算延胡索和炮制后醋延胡索中含延胡索乙素的量，是否在质量标准内并列表进行对比说明区别，炮制对药效的影响。

八、知 识 拓 展

延胡索镇痛的有效成分为难溶于水的游离生物碱，醋制能让游离的生物碱与醋酸结合生成易溶于水的醋酸盐，提高煎出率，增强其行气镇痛作用。

（刘程程　杨宁线）

附录 A

中药炮制实验报告

班级：　　　　姓名：　　　　学号：　　　　报告日期：　　　年　　月　　日

【实训名称】

【实训目的】

【实训方法提要】

【实训操作步骤】

检测日期：_____年_____月_____日

【数据记录及图谱分析】

【数据处理】

【结论报告】

【问题与讨论】

（刘程程 龙菀成）

附录 B

《中国药典》（2015 版）炮制通则

中药炮制是按照中医药理论，根据药材自身性质及调剂、制剂和临床应用的需要，所采取的一项独特的制药技术。

药材凡经净制、切制或炮炙等处理后，均称为"饮片"；药材必须净制后方可进行切制或炮炙等处理。

本版药典规定的各饮片规格，系指临床配方使用的饮片规格。制剂中使用的饮片规格，应符合相应品种实际工艺的要求。

炮制用水，应为饮用水。

除另有规定外，应符合下列有关要求。

1. 净制　即净选加工。可根据具体情况，分别使用挑选、筛选、风选、水选、剪、切、刮、削、剔除、酶法、剥离、挤压、燀、刷、擦、火燎、烫、撞、碾串等方法，以达到净度要求。

2. 切制　切制时，除鲜切、干切外，均须进行软化处理，其方法有喷淋、抢水洗、浸泡、润、漂、蒸、煮等。亦可使用回转式减压浸润罐，气相置换式润药箱等软化设备。软化处理应按药材的大小、粗细、质地等分别处理。分别规定温度、水量、时间等条件，应少泡多润，防止有效成分流失。切后应及时干燥，以保证质量。

切制品有片、段、块、丝等，其规格厚度通常如下。

片：极薄片 0.5mm 以下，薄片 1～2mm，厚片 2～4mm。

段：短段 5～10mm，长段 10～15mm。

块：8～12mm 的方块。

丝：细丝 2～3mm，宽丝 5～10mm。

其他不宜切制者，一般应捣碎或碾碎使用。

3. 炮炙　除另有规定外，常用的炮炙方法和要求如下。

（1）炒：炒制分单炒（清炒）和加辅料炒。需炒制者应为干燥品，且大小分档；炒时火力应均匀，不断翻动。应掌握加热温度、炒制时间及程度要求。

单炒（清炒）：取待炮炙品，置炒制容器内，用文火加热至规定程度时，取出，放凉。需炒焦者，一般用中火炒至表面焦褐色，断面焦黄色为度，取出，放凉；炒焦时易燃者，可喷淋清水少许，再炒干。

麸炒：先将炒制容器加热，至撒入麸皮即刻烟起，随即投入待炮炙品，迅速翻动，炒至表面呈黄色或深黄色时，取出，筛去麸皮，放凉。

除另有规定外，每 100kg 待炮炙品，用麸皮 10～15kg。

砂炒：取洁净河砂置炒制容器内，用武火加热至滑利状态时，投入待炮炙品，不断翻动，炒至表面鼓起、酥脆或至规定的程度时，取出，筛去河砂，放凉。

除另有规定外，河砂以掩埋待炮炙品为度。

如需醋淬时，筛去辅料后，趁热投入醋液中淬酥。

蛤粉炒：取碾细过筛后的净蛤粉，置锅内，用中火加热至翻动较滑利时，投入待炮炙品，翻炒至鼓起或成珠、内部疏松、外表呈黄色时，迅速取出，筛去蛤粉，放凉。

除另有规定外，每 100kg 待炮炙品，用蛤粉 30～50kg。

滑石粉炒：取滑石粉置炒制容器内，用中火加热至灵活状态时，投入待炮炙品，翻炒至鼓起、酥脆、表面黄色或至规定程度时，迅速取出，筛去滑石粉，放凉。

除另有规定外，每 100kg 待炮炙品，用滑石粉 40～50kg。

（2）炙法：是待炮炙品与液体辅料共同拌润，并炒至一定程度的方法。

酒炙：取待炮炙品，加黄酒拌匀，闷透，置炒制容器内，用文火炒至规定的程度时，取出，放凉。

酒炙时，除另有规定外，一般用黄酒。除另有规定外，每 100kg 待炮炙品用黄酒 10～20kg。

醋炙：取待炮炙品，加醋拌匀，闷透，置炒制容器内，炒至规定的程度时，取出，放凉。

醋炙时，用米醋。除另有规定外，每 100kg 待炮炙品，用米醋 20kg。

盐炙：取待炮炙品，加盐水拌匀，闷透，置炒制容器内，以文火加热，炒至规定的程度时，取出，放凉。

盐炙时，用食盐，应先加适量水溶解后，滤过，备用。除另有规定外，每 100kg 待炮炙品用食盐 2kg。

姜炙：姜炙时，应先将生姜洗净，捣烂，加水适量，压榨取汁，姜渣再加水适量重复压榨一次，合并汁液，即为"姜汁"。姜汁与生姜的比例为 1：1。

取待炮炙品，加姜汁拌匀，置锅内，用文火炒至姜汁被吸尽，或至规定的程度时，取出，晾干。

除另有规定外，每 100kg 待炮炙品用生姜 10kg。

蜜炙：蜜炙时，应先将炼蜜加适量沸水稀释后，加入待炮炙品中拌匀，闷透，置炒制容器内，用文火炒至规定程度时，取出，放凉。

蜜炙时，用炼蜜。除另有规定外，每 100kg 待炮炙品用炼蜜 25kg。

油炙：羊脂油炙时，先将羊脂油置锅内加热溶化后去渣，加入待炮炙品拌匀，用文火炒至油被吸尽，表面光亮时，摊开，放凉。

（3）制炭：制炭时应"存性"，并防止灰化，更要避免复燃。

炒炭：取待炮炙品，置热锅内，用武火炒至表面焦黑色、内部焦褐色或至规定程度时，喷淋清水少许，熄灭火星，取出，晾干。

煅炭：取待炮炙品，置煅锅内，密封，加热至所需程度，放凉，取出。

（4）煅：煅制时应注意煅透，使酥脆易碎。

明煅：取待炮炙品，砸成小块，置适宜的容器内，煅至酥脆或红透时，取出，放凉，碾碎。

含有结晶水的盐类药材，不要求煅红，但需使结晶水蒸发至尽，或全部形成蜂窝状的块状固体。

煅淬：将待炮炙品煅至红透时，立即投入规定的液体辅料中，淬酥（若不酥，可反复煅淬至酥），取出，干燥，打碎或研粉。

（5）蒸：取待炮炙品，大小分档，按各品种炮制项下的规定，加清水或液体辅料拌匀、润透，置适宜的蒸制容器内，用蒸汽加热至规定程度，取出，稍晾，拌回蒸液，再晾至六成干，切片或段，干燥。

（6）煮：取待炮炙品大小分档，按各品种炮制项下的规定，加清水或规定的辅料共煮透，至切开内无白心时，取出，晾至六成干，切片，干燥。

（7）炖：取待炮炙品按各品种炮制项下的规定，加入液体辅料，置适宜的容器内，密闭，隔水或用蒸汽加热炖透，或炖至辅料完全被吸尽时，放凉，取出，晾至六成干，切片，干燥。

蒸、煮、炖时，除另有规定外，一般每100kg待炮炙品，用水或规定的辅料20～30kg。

（8）煨：取待炮炙品用面皮或湿纸包裹，或用吸油纸均匀地隔层分放，进行加热处理；或将其与麸皮同置炒制容器内，用文火炒至规定程度取出，放凉。

除另有规定外，每100kg待炮炙品用麸皮50kg。

4. 其他

（1）燀：取待炮制品投入沸水中，翻动片刻，捞出，有的种子类药材，燀至种皮由皱缩至舒展、易搓去时，捞出，放入冷水中，除去种皮，晒干。

（2）制霜（去油成霜）：除另有规定外，取待炮制品碾碎如泥，经微热，压榨除去大部分油脂，含油量符合要求后，取残渣研制成符合规定的松散粉末。

（3）水飞：取待炮制品，置容器内，加适量水共研成糊状，再加水，搅拌，倾出混悬液。残渣再照上法反复操作数次，合并混悬液，静置。分取沉淀，干燥，研散。

（4）发芽：取待炮制品，置容器内，加适量水浸泡后，取出，在适宜的湿度和温度下使其发芽至规定程度，晒干或低温干燥。注意避免带入油腻，以防烂芽。一般芽长不超过1cm。

（5）发酵：取待炮制品加规定的辅料拌匀后，制成一定形状，置适宜的湿度和温度下，使微生物生长至其中酶含量达到规定程度，晒干或低温干燥。注意发酵过程中，发现有黄曲霉菌，应禁用。

（朱家红）

附录 C

中药炮制常用的辅料

中药炮制辅料是指炮制过程中使用辅助药物来达到炮制目的的附加物料。炮制辅料具有协同、拮抗或调整主药某方面的作用，从而达到增强疗效、降低毒性、减轻不良反应或影响主药的理化性质或起到中间传热体的作用。目前常用的辅料种类较多，可分固体辅料和液体辅料两大类。

1. 固体辅料

（1）麦麸：麦麸为禾本科植物小麦的种皮。主要含淀粉、蛋白质、维生素等成分。以片大、无细麸和面粉者为佳。

麦麸味甘、淡，性平；能和中益脾等。药物经麦麸制后，能缓和燥性，增强健脾和中作用，并能矫臭矫味、赋色、吸附油脂。麦麸也可以用蜂蜜或红糖制成蜜麸或糖麸。麦麸多作为麸炒、麸煨、麸蒸的辅料。常用麦麸制的药物有白术、苍术、枳壳、枳实、僵蚕、薏苡仁、肉豆蔻等。

（2）稻米：稻米为禾本科植物稻的种仁。主要含淀粉、蛋白质、脂肪、矿物质，尚含少量的 B 族维生素、多种有机酸类及糖类。中药炮制多选用大米或糯米。

稻米味甘，性平；能补中益气、健脾和胃、除烦止渴、止泻痢等。药物经米制后能降低刺激性和毒性、增强补中益气作用。稻米多作为米炒的辅料。常用米制的药物有斑蝥、红娘子、党参等。

（3）土：中药炮制常用的是灶心土，又称伏龙肝。现常用黄土、赤石脂等替代。灶心土为灶下黄土经长时间炉火烧烤而成，呈焦土状，除去外面焦黑部分，选取红褐色者，粉碎，过筛，制成细粉用。主要含硅酸盐、钙盐及多种碱性氧化物。

灶心土味辛，性温；能温中和胃、止血、止呕、涩肠止泻等。药物经土制后，能缓和燥性，增强补脾安胃、收涩止泻等作用。常用土炒的药物有白术、山药、当归等。

（4）河砂：河砂为经净选后的中等粒度的河砂。炮制用河砂作中间传热体拌炒药物，主要利用其温度高、传热快、受热均匀的特点，使质地坚硬的药物经砂炒后变松脆，利于粉碎和煎出有效成分；还可破坏药物毒性成分，降低药物毒性；易于除去非药用部分。

河砂多作为砂烫炒的辅料。常用砂烫炒的药物有马钱子、骨碎补、狗脊、穿山甲、龟甲、鳖甲等。

（5）蛤粉：蛤粉为帘蛤科动物文蛤、青蛤的贝壳经煅制粉碎后的灰白色粉末。主要含氧化钙、碳酸钙等。

蛤粉味苦、咸，性寒；能清热化痰、软坚散结、制酸镇痛。药物经蛤粉制后，能除去腥味，增强清肺化痰作用，并可作为中间传热体，使药物受热均匀，质地变酥脆，利于粉碎。蛤粉多作为蛤粉烫炒的辅料。常用蛤粉烫炒的药物有阿胶、鹿角胶、黄明胶等。

（6）滑石粉：滑石粉为硅酸盐类矿物滑石族滑石经精选净化、粉碎、干燥而制得的细粉。其为白色或类白色，微细，无砂性，手摸有滑腻感；无臭，无味；主要成分为含水硅酸镁。

滑石粉味甘、淡，性寒；能利尿通淋、清热解暑、祛湿敛疮。炮制用滑石粉是将其作为中间传热体以拌炒药物，使药物受热均匀，形体鼓起，质变酥松，还还能降低毒性，矫臭矫味。常用滑石粉烫炒的药物有刺猬皮、鱼鳔胶、水蛭等。

（7）豆腐：豆腐为豆科植物大豆的种子经粉碎加工而成的乳白色固体。主要含蛋白质、维生素、淀粉等。

豆腐味甘，性凉；能益气和中、生津润燥、清热解毒。利用豆腐较强的沉淀与吸附作用降低毒性，去除污物。常用豆腐制的药物有藤黄、珍珠（花珠）、硫黄、玛瑙等。

（8）白矾：白矾又称明矾，为硫酸盐类矿物明矾石经加工提炼而成的结晶体。无色或谈黄白色，透明或半透明，有玻璃样光泽，质硬而脆，气微，味酸、微甘而极涩，易溶于水。主要成分为含水硫酸铝钾。

白矾味酸、涩，性寒。外用解毒杀虫，燥湿止痒；内服止血止泻，祛风痰。另有防腐作用。与药物共制后，可防腐，降低毒性，增强疗效。白矾多作为浸泡、煮、炙的辅料。常用白矾制的药物有半夏、天南星、白附子等。

（9）朱砂：朱砂为硫化物类矿物辰砂族辰砂，主要含硫化汞。炮制常用朱砂粉，是朱砂经水飞而成的朱红色极细粉末，其含硫化汞（HgS）不得小于98.0%。

朱砂味甘，性微寒；有毒。能清心镇惊、安神、解毒。药物经朱砂制后，能起协同作用，增强疗效。朱砂多作为拌衣的辅料。常用朱砂拌制的药物有麦冬、茯苓、茯神、远志、灯心草等。

（10）萝卜：为新鲜白萝卜。含大量水分，尚含粗纤维、蛋白质、维生素等成分。

萝卜味甘，性温；能消导降气、利尿。与药物共制后，能缓和药性，增强疗效。萝卜多作为提净芒硝的辅料。

2. 液体辅料

（1）酒：酒传统名称有酿、盎、醇、醨、酎、醴、醅、醷、醍、清酒、米酒、无灰酒等。酒有黄酒、白酒两大类。

黄酒为米、麦、黍等用曲酿制而成。其一般为橙黄色至深褐色透明液体，气味醇香特异，含乙醇15%～20%，相对密度0.98；尚含有糖类、酸类、脂类、氨基酸、矿物质等成分。总糖、非糖固形物、酒精度、总酸、氨基酸态氮、pH、氧化钙、β-苯乙醇等应符合中华人民共和国国家标准——黄酒GB/T13662—2000标示量。黄酒黄曲霉素 B_1≤5μg/kg，细菌总数≤50个/ml，大肠菌数≤3个/100ml。

酒味甘、辛，性大热；能宣行药势、活血通络、祛风散寒、矫臭矫味。药物经酒制能缓和苦寒之性引药上行，增强活血通络作用，并能矫臭矫味。同时酒中含有乙醇，是一种良好的溶媒，有助于有效成分的溶出，而提高疗效。黄酒多作为炙、蒸、煮的辅料。常用酒制的药物有黄连、大黄、白芍、当归、川芎、牛膝、续断、乌梢蛇、地黄、山茱萸、黄精等。

白酒为米、麦、黍、高粱等与曲经酿制、蒸馏而成。一般为无色澄明液体，气味醇香特异，有较强的刺激性。含乙醇50%～70%，相对密度0.82～0.92，尚含有酸类、酯类、醛类等成分。

除另有规定外，炮制用酒一般为黄酒，浸提药物一般用白酒。

（2）醋：古称酢、醯、苦酒，习称米醋。是以米、麦、高粱、麦麸或酒糟等酿制而成。一般为淡黄棕色至棕色澄明液体，有特异的醋酸气味。主要成分为醋酸，占 4%～6%；尚含有维生素、琥珀酸、草酸、山梨糖、灰分等；总酸应≥3.5%。化学合成的醋精不能作为醋制辅料。不挥发性酸、可溶性无盐固形物、砷、铅、黄曲霉毒素、菌落总数、大肠菌群等应符合 SB/T10303—1999 老陈醋质量标准。炮制用醋为食用醋，且存放时间越长越好，习称"陈醋"。

醋味酸、苦，性温；能散淤镇痛、理气、止血、行水消肿、解毒、矫味。药物经醋制后，能引药入肝经，入血分，增强散瘀镇痛、疏肝行气解郁作用，并能解毒，矫味。同时醋具酸性，能与药物中所含有的游离生物碱等成分结合成盐，增加溶解度而易于煎出有效成分。醋多作为炙、蒸、煮的辅料。常用醋制的药物有延胡素、香附、柴胡、青皮、三棱、莪术、乳香、没药、芫花、甘遂、大戟、五味子等。

（3）食盐水：食盐水系食盐加适量水溶解、过滤而得到的澄明液体。主要含氯化钠，尚含少量的氯化镁、硫酸钙等物质。氯化钠含量≥96%，硫酸盐（以 SO_4^{2-}）≤2%，镁、钡、氟、砷、铅等应符合 GB5461—2000 食用盐标准要求。

食盐味咸，性寒；能强筋骨、软坚散结、清热、凉血、解毒、防腐。药物经盐水制后，能引药入肾，引火下行，增强补肝肾、治疝、利尿、泻相火作用，并能缓和药物辛燥之性。食盐多作为炙、煮的辅料。常用食盐水制的药物有杜仲、巴戟天、砂仁、黄柏、知母、车前子、泽泻、小茴香、橘核、荔枝核等。

（4）姜汁：姜汁是由生姜经捣碎取汁或由生姜或干姜加适量水煎煮去渣而得的黄白色液体。有香气，具辛辣味。主要含挥发油、姜辣素（姜烯酮、姜酮、姜萜酮混合物），另外尚含多种氨基酸、淀粉及树脂状物。

生姜味辛，性温；能发表、散寒、温中止呕、开痰、解毒。药物经姜汁制后，能增强温中化痰止呕作用，抑制寒性，减轻刺激性，降低毒性。姜汁多作为炙、煮的辅料。常用姜汁制的药物有厚朴、草果、竹茹、黄连、栀子、半夏、天南星、白附子等。

（5）蜂蜜：蜂蜜为蜜蜂科昆虫中华蜜蜂或意大利蜂采集花粉酿制而成。采自杜鹃花、乌头花、夹竹桃花、光柄山月桂花、山海棠花、雷公藤花等有毒植物花粉的蜜不可作为炮制辅料。

蜂蜜为半透明、有光泽、浓稠的液体，色淡黄、气芳香、味极甜。主要含果糖、葡萄糖。《中国药典》（2015 年版）要求：果糖、葡萄糖两者含量 70%，水分不得超过 24%，不得检出淀粉和糊精；含 5-羟甲基糠醛不得过 0.004%，含蔗糖和麦芽糖均不得过 5.0%，铅、锌、菌落总数、大肠菌群、致病菌、霉菌总数等应符合 GB14963—1994 蜂蜜卫生标准要求。

蜂蜜味甘、性平；能补中益气、润肺止咳、润肠通便、缓急镇痛、解毒、矫味。药物经蜜制后，能增强补中益气、润肺止咳作用，并能解毒、缓和药性、矫臭矫味。蜜多作为炙法的辅料。

中药炮制常用的是炼蜜，即将生蜜加适量水煮沸，滤过，去沫及杂质，浓缩而成。常用蜜制的药物有黄芪、甘草、麻黄、枇杷叶、款冬花、紫菀、马兜铃、百部、白前等。

（6）羊脂油：羊脂油为牛科动物山羊或绵羊的脂肪经熬制而成，以尾油为佳。主要成分为油脂，含饱和脂肪酸和不饱和脂肪酸。

羊脂油味甘，性温；能补虚助阳、润燥、祛风、解毒。药物经羊脂油制后，能增强补虚助阳作用。常用羊脂油制的药物有淫羊藿。

（7）麻油：麻油为胡麻科植物芝麻的干燥成熟种子经压榨而得的油脂。主要含亚油酸甘油酯、芝麻素等。

麻油味甘，性微寒；能清热、润燥、生肌。因沸点较高，常用作炮制质地坚硬或有毒的药物，使之酥脆，降低毒性。麻油多作为油炸、涂酥烘烤的辅料。常用麻油制的药物有马钱子、地龙、蛤蚧、穿山甲等。

（8）黑豆汁：黑豆汁为黑大豆经水煎煮去渣而得的黑色混悬液体。主要含蛋白质、脂肪、淀粉、维生素、色素等。

黑豆味甘，性平；能滋补肝肾、活血、利水、祛风、解毒。药物经黑豆汁制后，能增强疗效，降低毒性或不良反应。黑豆汁多作为蒸、煮的辅料。常用黑豆汁制的药物有何首乌、川乌、草乌等。

（9）甘草汁：甘草汁为甘草饮片经水煎煮去渣而得的黄棕色至深棕色的液体。主要含甘草酸、甘草苷、还原糖、淀粉及胶类物质等。

甘草味甘，性平；能补脾益气、清热解毒、祛痰止咳、缓急镇痛。药物经甘草汁制后能缓和药性，降低毒性。实训证明，甘草对药物中毒、体内代谢中毒及细菌毒素均有一定的解毒作用。甘草汁多作为煮制、复制药物的辅料。常用甘草汁制的药物有远志、巴戟天、吴茱萸、半夏、乌头等。

（10）胆汁：胆汁为牛、猪、羊的新鲜胆汁，传统认为牛胆汁为佳。为绿褐色、微透明的液体，略有黏性，有特异腥臭气。主要要含胆酸钠、胆色素、黏蛋白、脂类及无机盐类等。

胆汁味苦，性大寒；能清肝明目、利胆通肠、解毒消肿、润燥。药物经胆汁制后，能降低毒性，缓和燥性，增强疗效。胆汁多作为炙、复制的辅料。常用胆汁制的药物有黄连、天南星等。

（11）米泔水：米泔水为淘米时，第2次滤出的灰白色浑浊液体。其含少量淀粉及维生素。大生产也有用2kg米粉加100g水，充分搅拌代替米泔水用。因易酸败发酵，应临用时收集。

米泔水味甘，性凉；能益气、除烦、止渴、解毒、清热凉血、利小便。常用来浸泡含油脂较多的药物，以除去部分油脂，降低药物辛燥之性，增强补脾和中的作用。米泔水多作为浸泡、炙法的辅料。常用米泔水制的药物有苍术、白术等。

此外，液体辅料还有石灰水、酥油、吴茱萸汁、萝卜汁、鳖血等，可根据临床需要选用。历代还有童便、猪脂、山羊血、乳汁等辅料，但现在很少用。

（朱家红　龚国芬）

附录 D

生产实训操作

实训一 川贝母粉饮片

川贝母粉饮片工艺规程

起草			
姓名：	职务：		签名/日期：
审核			
姓名：	职务：		签名/日期：
姓名：	职务：		签名/日期：
批准			
姓名：	职务：		签名/日期：
姓名：	职务：		签名/日期：
颁发部门：办公室		分发部门：生产技术部（4）、质量部（1）、注册部（1）	

【目的】

建立川贝母粉饮片生产工艺规程，规范生产操作，确保产品质量。

【适用范围】

本文件适用于本公司川贝母粉饮片的生产全过程的控制。

【职责】

1 执行：生产操作员。

2 监督：QA、车间管理人员。

【内容】

1 产品概述

1.1 产品名称：川贝母粉。

1.2 产品代码：YP024。

1.3 产品规格：每袋装 1.0g。

1.4 批量：90kg。

1.5 来源：本品为百合科植物川贝母、暗紫贝母、甘肃贝母、梭砂贝母、太白贝母或瓦布贝母的干燥鳞茎。按性状不同分别习称"松贝""青贝""炉贝"和"栽培品"。夏、秋二季或积雪融化后采挖，除去须根、粗皮及泥沙，晒干或低温干燥。

1.6 产品包装规格，见下表。

序号	包装规格	包装材料
1	1.0g×6 袋/盒×150 盒/件	复合膜+小盒+说明书纸箱

1.7　成品性状：本品粉末类白色或浅黄色。

1.8　炮制方法：取净川贝母，研成细粉。

1.9　功能与主治：清热润肺，化痰止咳，散结消痈。用于肺热燥咳、干咳少痰、阴虚劳嗽、痰中带血、瘰疬、乳痈、肺痈。

1.10　用量用法：研粉冲服，每次 1～2g。

1.11　产品有效期：暂定 24 个月。

1.12　置通风干燥处，防蛀。

1.13　执行标准

《药品生产质量管理规范》2010 版。

《中华人民共和国药典》2015 年版一部、四部。

《贵州省中药饮片炮制规范》2005 年版。

2　生产工艺流程，见下图。

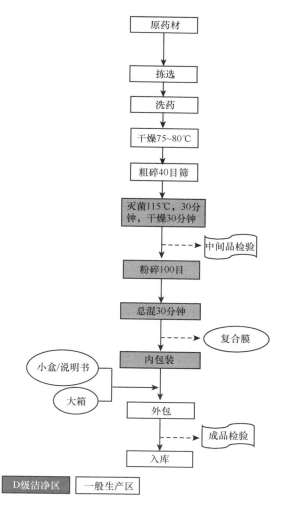

3 生产操作过程

3.1 药材处理前准备：接到批生产指令后按《生产前管理标准》确认前处理各操作间工艺卫生符合要求，确认各设备完好、整洁，捕尘设施完好、运行正常。待 QA 确认无误签字后方可生产。

3.2 川贝母饮片的制法

3.2.1 拣选：将川贝母药材领到选药间，倒在选药台上，选去杂质，选好的药材用清洁的塑料筐收集，待 QA 确认无误签字后进入下一工序。

3.2.2 洗药：按《XY-700 洗药机标准操作规程》进行操作，清洗药材至清洗水见本色或微浊无灰迹，用塑料筐收集进入下一工序。

3.2.3 干燥：领取除去杂质后的川贝母至干燥间，按《CT-C-Ⅲ型热风循环烘箱标准操作规程》进行操作，铺盘重量不得大于 2kg，温度控制在 75～80℃，进行干燥，取出检测水分＜15.0%，收料，放凉，装袋贴上物料标签进入下一工序。

3.2.4 粗碎：按《CS-240 型中药破碎机标准操作规程》进行操作，将川贝母过 40 目的筛网进行粉碎，用物料桶收集至中间站，备用。

3.3 工作结束后：岗位负责人整理、收集记录，按《CT-C-Ⅲ型热风循环烘箱清洁标准操作规程》《CS-240 型中药破碎机清洁标准操作规程》进行清场，清场完毕，填写清场记录，QA 确认符合要求后，开具"清场合格证"，挂上"已清洁"状态标示牌。

3.4 灭菌前准备：按《生产前检查确认标准操作规程》确认灭菌间工艺卫生符合要求，确认灭菌柜是否已清洁、完好，压缩空气、蒸汽压力是否正常完好，设备上的仪器仪表是否完好，并且是否在校验期内，QA 确认无误后方可生产。

3.4.1 灭菌：按《XG1.DME-1.0 脉动真空灭菌器标准操作规程》进行操作，将川贝母粗粉，加入脉动真空灭菌器物料盘，铺盘厚度不得大于 3cm，设置 115℃，灭菌 30 分钟，干燥时间 30 分钟。灭菌结束后，用洁净已消毒的 PE 袋或不锈钢桶收料，贴上物料标签转至中间站，备用。

3.5 粉碎前准备：按《生产前检查确认标准操作规程》确认粉碎间工艺卫生符合要求，确认粉碎机是否已清洁、完好，QA 确认无误后方可生产。

3.5.1 粉碎：中间站领取川贝母粉至微粉碎间，按《TC-50 流化床超音速气流粉碎分级机标准操作规程》进行操作，粉碎目数为 100 目，粉碎结束后，用洁净已消毒的 PE 袋或不锈钢桶收料，贴上物料标签，转入下一工序。

3.6 总混前的准备：按《生产前检查确认标准操作规程》确认总混间工艺卫生符合要求，确认总混机是否已清洁、完好，QA 确认无误后方可生产。

3.6.1 打开混合机进料盖，将物料倒入设备腔内，锁死盖子，按《HD-200 混合机标准操作规程》进行操作，混合时间为 30 分钟，电机转速为每分钟 15 转，混合结束后，用洁净已消毒的 PE 袋或不锈钢桶收料，贴上物料标签，转入下一工序。

3.6.2 工作结束后：岗位负责人整理、收集记录，按《XG1.DME-1.0 脉动真空灭菌器清洁标准操作规程》《TC-50 流化床超音速气流粉碎分级机清洁标准操作规程》《HD-200 混合机标准操作规程》进行清场，灭菌后室、细粉碎间、微粉间按《洁净区清场标准操作规程》进行清场；清场完毕，填写清场记录，QA 确认符合要求后，开具"清场合格证"，挂上"已清洁"状态标示牌。

3.7 分装

3.7.1 生产前准备：按《生产前检查确认标准操作规程》确认分装间工艺卫生符合要求，确认分装机是否已清洁、完好，压缩空气正常完好，设备上的仪器仪表是否完好，并且是否在校验期内，QA确认无误后方可生产。

3.7.2 内包材的领取：以批量100件（1.0g×6袋/盒×150盒/件）共90000袋计算内包材使用量，见下表。

品名	物料代码	用量（kg）
川贝母粉复合膜	BC002	31.5

3.7.3 按批包装指令领取物料和包装材料，按《物料进出车间管理标准》进入净化区放置于内包材暂存间备用。在领取时注意核对品名、数量、规格、批号、日期、合格证等。

3.7.4 分装：按《分装岗位标准操作规程》及《VFFS180自动包装机标准操作规程》进行操作，从内包材暂存间领取所需川贝母粉复合膜，装入分装机，根据批生产指令调整生产批号、有效期至，并双人复核；设置前横封120±5℃，后横封120±5℃，纵封165±5℃，待温度达到要求试装合格后，开始分装。分装药袋应平整、热封严密，打印信息清晰、完整、准确；分装不合格时应及时停机调试；分装好的药袋用洁净周转筐盛装，并贴上标签注明品名、批号、数量，规格等，移交下工序。

3.7.5 分装工艺参数控制：前横封120±5℃，后横封120±5℃，纵封165±5℃；装量差异应为标示装量的±4%；外观应平整、热封严，无漏气、打印信息清晰、完整、准确。

3.7.6 分装结束：岗位负责人收集、整理现场操作记录。按《VFFS180自动包装机清洁标准操作规程》进行清洗；工器具、容器具按《生产用器具管理标准》进行清洁消毒；颗粒分装间按《生产清场管理标准》进行清场，QA确认符合要求后开"清场合格证"。

3.8 外包装

3.8.1 物料员按批包装指令领取包材并核对包材名称、数量、规格、编号。

以生产100件川贝母粉（1.0g×6袋/盒×150盒/件）为标准，所用外包材如下表。

名称	小盒	说明书	纸箱	打包带	封口胶
代码	BC011	BC016	BC024	BC007	BC006
规格	—	—	—	20kg/卷	无
数量	15000个	15000张	100套	1卷	4卷

3.8.2 包装前的准备：按《生产前检查管理标准》确认外包装间工艺卫生符合要求，确认激光打码机等设备是否已清洁、完好，待QA复核、确认无误后签字进入生产工序状态，岗位负责人根据批包装指令填写现场生产状态标示牌。

3.8.3 包材：根据批包装指令领取小盒、说明书（计数发放）、聚氯乙烯热收缩膜、纸箱、封口胶、打包带等，并经QA确认无误后转入外包间。

3.8.4 批号打印：根据批包装指令，按《K-30激光打码机标准操作规程》调整好批号、生产日期、有效期至等，并双人复核合格后，将打印内容打印在小盒、纸箱的指定位置，打印的内容应完整、正确、字迹清晰，并把打印好的第一个小盒、纸箱交外包班长复核签字，然后交 QA 确认签字后方可打印，签字的标签附入批包装记录中，并随时检查打印情况，打印后的包材置于打码间指定位置，确认数量，挂上状态标示，备用。

3.8.5 包装：包装人员按《手工包装岗位标准操作规程》从打码间计数领取小盒、说明书（标签暂存间），然后进行小盒包装，同时每小盒包装附一张说明书，然后有序整齐的放在操作区域内，小盒包装过程中，注意核对小盒上激光打印的内容是否正确、清晰、完整，小盒内说明书数量是否正确，然后进行热收缩包装。

3.8.6 件包装：根据批包装指令包装规格进行件包装，从标签暂存区按需领取已打印好的纸箱，将纸箱底部用封口胶封上，把已完成的盒包装整齐、有序的放入已打印好的外箱内，待 QA 确认无误后发放装箱单装入箱内，封口，同时检查外箱打印内容，其打印内容应正确、清晰、完整，确认无误后，用封口胶封紧纸箱上口，封口平整无皱折、封口面对称均匀、不盖住包装纸箱上的文字内容及其他图案。按《打包机标准操作规程》进行捆扎打包操作，打包要求整洁美观、无破损，打包后的件包装在确认本工序无差错后，移至成品待检区，挂上黄色"待检"状态标示牌，请检；待检验合格后，办理入库。

3.8.7 外包装结束后，对包装过程中出现的残损外包材，应清点数量核对包装使用数量，进行物料平衡的计算，包装材料的物料平衡应为 100%，出现物料不平衡时，成品不得入库，同时应及时查明原因，并通知生产技术部、质量部，并按《生产异常情况管理标准》进行处理，剩余包材清点数量，办理退库。

3.8.8 外包装结束：不合格品按《不合格品管理标准》进行处理，生产废料按《生产废弃物管理标准》进行处理。岗位负责人收集、整理现场操作记录。各设备清洁标准操作规程进行清洁。外包间按《清场管理标准》进行清场，QA 确认符合要求后开"清场合格证"。

4 中间产品贮存时限及条件

4.1 中间产品：贮存时限 90 天；贮存条件：净化区中间站，密封贮存。

5 工艺过程控制点及相关质量控制点：由质量部检验人员和车间质量员负责对各工序进行质量控制。生产各工序质量监控点、监控标准和监控方法，见表 1～表 6。

表 1　中间品质量标准

文件名称	文件编号	备注
川贝母质量标准	JRA-STP（YL）-ZL-007	
川贝母粉饮片质量标准	JRA-STP（CP）-ZL-007	

表 2　生产过程控制

质控点	质监项目	控制指标	频次
净制	杂质	≤3%	每批
干燥	水分	≤15%	每批
粗碎	目数	30 目	每批
灭菌	灭菌温度、时间及干燥时间	温度 115℃，灭菌 30 分钟，干燥 30 分钟	每批
微粉碎	目数	100 目	每批
总混	时间	30 分钟	每批
分装	装量差异	±4%	随时

表3 药材控制

项目名称		合格品质量标准	检验依据
性状	色泽	本品粉末类白色或浅黄色	
	表面特征	本品粉末类白色或浅黄色	《中国药典》2015 年版
	气味	苦、甘，微寒；归肺、心经	

表4 中间产品控制

工序	检查项目	质量标准
拣选	杂质	不得过 3%
清洗	杂质	不得过 3%
粉碎	性状	粉末类白色或浅黄色
干燥	水分	不得过≤15%（企业标准）
包装	装量	±4%

表5 成品控制

检查项目		质量标准
性状		粉末类白色或浅黄色
包装	装量	不少于标示装量
	封口	严密、牢固
	文字内容	字迹清楚，生产日期、有效期、批号准确、清晰

表6 包装材料控制

包材名称	检查项目	质量标准
包装袋	文字内容、材质、尺寸	与标准一致
复合膜	文字内容、材质、尺寸	与标准一致
小盒、说明书	文字内容、材质、尺寸	与标准一致
大箱	文字内容、材质、尺寸	与标准一致

6 主要设备一览表及其生产能力，见下表。

序号	设备名称	型号	生产能力	数量（台）
1	中药破碎机	CS-240	200kg/h	1
2	热风循环烘箱	CT-C-Ⅲ	300kg	2
3	脉动真空灭菌器	XG1.DME-1.0	100kg	1
4	混合机	HD-200	50kg	1
5	流化床超音速气流粉碎分级机	TC50	150/H	1
6	自动包装机	VFFS180	50 袋/min	1

7 主要操作间及编号，见下表。

房间位置	房间名称	编号	房间位置	房间名称	编号
饮片车间	拣选间	YP-E011	饮片车间	粗碎间	YP-E014
	干燥间	YP-E007		总混间	YP-D016
	灭菌间	YP-D020		包装间	YP-D017
	微粉碎间	YP-D015			

8 物料平衡

8.1 包装材料物料平衡=使用量+剩余量+残损量/领用量×100%。

8.2 应以同一批中药材在同一连续生产周期生产一定数量的相对均质的中药饮片为一批。

9 技术经济指标计算，见下表。

工序	计算公式	控制范围
药材粉碎	$\dfrac{粉碎后数量}{粉碎前数量}×100\%$	≥95%

10 消耗定额

10.1 各工序理论损耗量

净选工序的理论损耗率定为≤3%。

粉碎工序的理论损耗率定为≤3%。

包装工序的理论损耗率定为≤3%。

10.2 成品率 1kg 川贝母原药材粉碎成川贝母粗粉的合格率应在95%以上。

10.3 物耗物料损耗控制在5%以下。

10.4 包装材料消耗定额：小盒说明书不超过3%、大箱为100%，其他易损耗包材另行规定。

10.5 动力消耗定额

水消耗定额=（生产用水+动力用水+车间内卫生用水）÷产品数量

电消耗定额=（动力电+照明电）÷产品数量

11 工艺卫生要求

11.1 物流程序：原辅料→半成品（中间体）→成品（单向顺流，无往复运动）。

11.2 产生粉尘的等岗位设置除尘器，干燥间设除湿设施。

11.3 人净程序：人→更鞋→脱外衣→穿工作服→洗手→生产区。

11.4 人净标准，见下表。

区域	清洁标准	清洁部位
一般区	无尘粒、无污垢	身体清洁；更衣、裤、帽、鞋必须清洁

11.5 工作服标准，见下表。

区域	衣、裤、帽	鞋	手套	处理方法
一般区	黄色	黑色	无	清洁

11.6　一般区采用常规方法消毒处理：设备见本色；地面清洁、无积水、杂物。

11.7 洁净区按《洁净区清洁标准操作规程》进行清洁、消毒。

12 工艺用水、原辅料、成品的质量标准

12.1 工艺用水：用于中药饮片生产用水为饮用水。饮用水质量标准，见下表。

项目名称	单位	评价指标	检验依据
色度	（度）	≤15	
浑浊度	（度）	≤3	
臭和味	—	不得有异臭、异味	
肉眼可见物	—	不得含有其他异物	
pH	—	≥6.5，≤8.5	企业标准
总硬度	ρ（B）（mg/L）	≤450	
细菌总数	（cfu/ml）	≤100	
大肠菌群	（个/ml）	≤3	

12.2 川贝母质量标准限度要求，见下表。

项目	质量标准
性状	**松贝**　呈类圆锥形或近球形，高 0.3～0.8cm，直径 0.3～0.9cm。表面类白色。外层鳞叶 2 瓣，大小悬殊，大瓣紧抱小瓣，未抱部分呈新月形，习称"怀中抱月"；顶部闭合，内有类圆柱形、顶端稍尖的心芽和小鳞叶 1～2 枚；先端钝圆或稍尖，底部平，微凹入，中心有一灰褐色的鳞茎盘，偶有残存须根。质硬而脆，断面白色，富粉性。气微，味微苦 **青贝**　呈类扁球形，高 0.4～1.4cm，直径 0.4～1.6cm。外层鳞叶 2 瓣，大小相近，相对抱合，顶部开裂，内有心芽和小鳞叶 2～3 枚及细圆柱形的残茎 **炉贝**　呈长圆锥形，高 0.7～2.5cm，直径 0.5～2.5cm。表面类白色或浅棕黄色，有的具棕色斑点。外层鳞叶 2 瓣，大小相近，顶部开裂而略尖，基部稍尖或较钝 栽培品呈类扁球形或短圆柱形，高 0.5～2cm，直径 1～2.5cm。表面类白色或浅棕黄色，稍粗糙，有的具浅黄色斑点。外层鳞叶 2 瓣，大小相近，顶部多开裂而较平
鉴别	（1）本品粉末类白色或浅黄色。①松贝、青贝及栽培品淀粉粒甚多，广卵形、长圆形或不规则圆形，有的边缘不平整或略作分枝状，直径 5～64μm，脐点短缝状、点状、人字状或马蹄状，层纹隐约可见。表皮细胞类长方形，垂周壁微波状弯曲，偶见不定式气孔，圆形或扁圆形。螺纹导管直径 5～26μm。②炉贝淀粉粒广卵形、贝壳形、肾形或椭圆形，直径约 60μm，脐点人字状、星状或点状，层纹明显。螺纹导管和网纹导管直径可达 64μm。 （2）取本品粉末 10g，加浓氨试液 10ml，密塞，浸泡 1 小时，加二氯甲烷 40ml，超声处理 1 小时，滤过，滤液蒸干，残渣加甲醇 0.5ml 使溶解，作为供试品溶液。另取贝母素乙对照品，加甲醇制成每毫升含 1mg 的溶液，作为对照品液。照薄层色谱法（通则 0502）试验，吸取供试品溶液 1～6μl，对照品溶液 2μl，分别点于同一硅胶 G 薄层板上，以乙酸乙酯-甲醇-浓氨试液-水（18：2：1：0.1）为展开剂，展开，取出，晾干，依次喷以稀碘化铋钾试液和亚硝酸钠乙醇试液。供试品色谱中，在与对照品色谱相应的位置上，显相同颜色的斑点。 （3）聚合酶链式反应-限制性内切酶长度多态性方法 **模板 DNA 提取**　取本品 0.1g，依次用 75 %乙醇 1ml、灭菌超纯水 1ml 清洗，吸干表面水分，置乳钵中研磨成极细粉。取 20mg，置 1.5ml 离心管中，用新型广谱植物基因组 DNA 快速提取试剂盒提取 DNA[加入缓

项目	质量标准
鉴别	冲液 AP1400μl 和 RNA 酶溶液（10mg/ml）4μl，涡漩振荡，65℃水浴加热 10 分钟，加入缓冲液 AP 2130μl，充分混匀，冰浴冷却 5 分钟，离心（转速为每分钟 14 000 转）10 分钟；吸取上清液转移入另一离心管中，加入 1.5 倍体积的缓冲液 AP3/E，混匀，加到吸附柱上，离心（转速为每分钟 13 000 转）1 分钟，弃去过滤液，加入漂洗液 700μl，离心（转速为每分钟 12 000 转）30 秒，弃去过滤液；再加入漂洗液 500μl，离心（转速为每分钟 12 000 转）30 秒，弃去过滤液；再离心（转速为每分钟 13 000 转）2 分钟，取出吸附柱，放入另一离心管中，加入 50μl 洗脱缓冲液，室温放置 3～5 分钟，离心（转速为每分钟 12 000 转）1 分钟，将洗脱液再加入吸附柱中，室温放置 2 分钟，离心（转速为每分钟 12000 转）1 分钟，取洗脱液，作为供试品溶液，置 4℃冰箱中备用。另取川贝母对照药材 0.1g，同法制成对照药材模板 DNA 溶液。 **PCR-RFLP 反应** 鉴别引物：5′CGTAACAA GGTTT- CCGTAGGTGAA3′和 5′GCTACGTTCTTCATC GAT3′。PCR 反应体系：在 200μl 离心管中进行，反应总体积为 30μl，反应体系包括 10XPCR 缓冲液 3ml，二氯化镁（25mmol/L）2.4μl，dNTP（10mmol/L）0.6μl，鉴别引物（30μmol/L）各 0.5μl，高保真 Taq DAN 聚合酶（5U/μl）0.2μl，模板 1μl，无菌超纯水 21.8μl。将离心管置 PCR 仪，PCR 反应参数：95℃预变性 4 分钟，循环反应 30 次（95℃30 秒，55～58℃30 秒，72℃30 秒），72℃延伸 5 分钟。取 PCR 反应液，置 500μl 离心管中，进行酶切反应，反应总体积为 20μl，反应体系包括 10X 酶切缓冲液 2μl，PCR 反应液 6μl，SmaI（10U/μl）0.5μl，无菌超纯水 11.5μl，酶切反应在 30℃水浴反应 2 小时。另取无菌超纯水，同法上述 PCR-RFLP 反应操作，作为空白对照 **电泳检测** 照琼脂糖凝胶电泳法（通则 0541），胶浓度为 1.5%，胶中加入核酸凝胶染色剂 GelRed；供试品与对照药材酶切反应溶液的上样量分别为 8μl，DNA 分子量标记上样量为 1μl（0.5μg/μl）。电泳结束后，取凝胶片在凝胶成像仪上或紫外透视仪上检视。供试品凝胶电泳图谱中，在与对照药材凝胶电泳图谱相应的位置上，在 100～250bp 应有两条 DNA 条带，空白对照无条带
检查	**水分** 不得过 15.0%（通则 0832 第二法） **总灰分** 不得过 5.0%（通则 2302）
浸出物	照醇溶性浸出物测定法（通则 2201）项下的热浸法测定，用稀乙醇作溶剂，不得少于 9.0%
含量测定	**对照品溶液的制备** 取西贝母碱对照品适量，精密称定，加三氯甲烷制成每 1ml 含 0.2mg 的溶液，即得 **标准曲线的制备** 精密量取对照品溶液 0.1ml、0.2ml、0.4ml、0.6ml、1.0ml，置 25ml 具塞试管中，分别补加三氯甲烷至 10.0ml，精密加水 5ml，再精密加 0.05% 溴甲酚绿缓冲液（取溴甲酚绿 0.05g，用 0.2mol/L 氢氧化钠溶液 6ml 使溶解，加磷酸二氢钾 1g，加水使溶解并稀释至 100ml，即得）2ml，密塞，剧烈振摇 1 分钟，转移至分液漏斗中，放置 30 分钟。取三氯甲烷液，用干燥滤纸滤过，取续滤液，以相应的试剂为空白，照紫外-可见分光光度法（通则 0401），在 415nm 的波长处测定吸光度，以吸光度为纵坐标，浓度为横坐标，绘制标准曲线 **测定法** 取本品粉末（过三号筛）约 2g，精密称定，置具塞锥形瓶中，加浓氨试液 3ml，浸润 1 小时，加三氯甲烷-甲醇（4∶1）混合溶液 40ml，置 80℃水浴加热回流 2 小时，放冷，滤过，滤渣置 50ml 量瓶中，用适量三氯甲烷-甲醇（4∶1）混合溶液洗涤药渣 2～3 次，洗液并入同一量瓶中，加三氯甲烷-甲醇（4∶1）混合溶液至刻度，摇匀。精密量取 2～5ml，置 25ml 具塞试管中，水浴上蒸干，精密加入三氯甲烷 10ml 使溶解，照标准曲线的制备项下的方法，自"精密加水 5ml"起，依法测定吸光度，从标准曲线上读出供试品溶液中西贝母碱的重量（mg），计算，即得 本品按干燥品计算，含总生物碱以西贝母碱（$C_{27}H_{43}NO_3$）计，不得少于 0.050%
饮片微生物限度	需氧菌总数不得过 10000cfu/g；霉菌和酵母菌总数不得过 100cfu/g 控制菌：沙门菌不得检出、耐胆盐革兰阴性菌＜10^4cfu/g

13 主要岗位操作规程，见下表。

文件名称	文件编号
《拣选岗位标准操作规程》	JRA-SOP（GW）-SC-001
《干燥岗位标准操作规程》	JRA-SOP（GW）-SC-003
《粉碎岗位标准操作规程》	JRA-SOP（GW）-SC-004
《灭菌岗位标准操作规程》	JRA-SOP（GW）-SC-005
《分装岗位标准操作规程》	JRA-SOP（GW）-SC-028
《手工包装岗位标准操作规程》	JRA-SOP（GW）-SC-027

14　综合利用和环境保护：工业废水通过处理达标后排放。产尘较大的功能间应配备移动式捕尘罩，废渣运往垃圾处理池。

15　劳动组织、岗位定员、工时定额与产品生产周期。

15.1　劳动组织、岗位定员、工时定额，见下表。

岗位	定员	工时
拣选	2 人	每班
洗药	3 人	每班
干燥	1 人	每班
粉碎	1 人	每班
微粉碎	2 人	每班
混合	2 人	每班
内包装	2 人	每班
外包装	10 人	每班

15.2　生产周期，见下表。

岗位	生产周期	备注
净制	0.5 小时	
清洗	1 小时	
干燥	6 小时	
粉碎	1 小时	
分装	1 小时	
包装	1 小时	
成品检验	8 小时	
合计	18.5 小时	

16　技术安全：车间应配备消防器材，有排风除尘设施。

16.1　劳动保护：具有粉尘的岗位，设置除尘器，具有热蒸气的设施具有排气装置，干燥间设置除湿设施。

16.2　新员工及换岗员工必须经过岗前培训，并经考核合格后方可上岗。

16.3　严禁跨越正在转动的设备，传动设备的皮带必须安装防护罩，严禁在设备转动之间传递工具。

16.4　开机前，接通电源后，必须试运行，检查设备无异常，运行正常后，才能开始正式生产。

16.5　进行清场时，应先拔掉插头，严禁用水清洗电器设备，以免引起电器短路，引发人身安全事故和烧坏电器设备。

16.6　设备运转过程中，严禁将手或其他硬物伸入或放入设备，防止出现人身安全事故和损坏设备。

16.7 带压设备严禁超温超压和脱岗。

16.8 各岗位应严格按照规定穿戴好工作装才能进入生产岗位。

16.9 禁止在生产区域内做任何与生产无关的事，严禁串岗和随意离岗及大声喧哗。

16.10 电器设备失火，应首先切断电源，严禁用水灭火，应用 1211 灭火器灭火。

16.11 严禁在蒸汽管道上及干燥箱内烘烤衣物和其他易燃物质，以免引起火灾。

（邹　旋　龙菀成）

实训二　煅钟乳石饮片

煅钟乳石饮片工艺规程

起草		
姓名：	职务：	签名/日期：
审核		
姓名：	职务：	签名/日期：
姓名：	职务：	签名/日期：
批准		
姓名：	职务：	签名/日期：
姓名：	职务：	签名/日期：
颁发部门：办公室	分发部门：生产技术部（4）、质量部（1）、注册部（1）	

【目的】

建立煅钟乳石饮片生产工艺规程，规范生产操作，确保产品质量。

【适用范围】

本文件适用于本公司煅钟乳石饮片的生产全过程的控制。

【职责】

1 执行：生产操作员。

2 监督：QA、车间管理人员。

【内容】

1 产品概述

1.1 产品名称：煅钟乳石。

1.2 产品代码：YP029。

1.3 产品剂型：粉剂。

1.4 产品规格：每袋装 3.0g。

1.5 批量：270kg。

1.6 来源：本品为碳酸盐类矿物方解石族方解石，主含碳酸钙（$CaCO_3$）。采挖后，除去杂石。

1.7 包装规格及产品代码，见下表。

序号	包装规格	包装材料
1	3.0g×6袋×150盒/件	复合膜+小纸盒+纸箱

1.8 产品性状：本品为钟乳状集合体，略呈圆锥形或圆柱形；表面白色、灰白色或棕黄色、粗糙、凹凸不平；体重，质硬，断面较平整，白色至浅灰白色，对光观察具闪星状亮光，近中心常有一圆孔，圆孔周围有多数浅橙黄色同心环层；气微，味微咸。

1.9 炮制方法：煅钟乳石洗净，砸成小块，干燥。

1.10 功能与主治：温肺、助阳、平喘、制酸、通乳。用于寒痰咳喘、阳虚冷喘、腰膝冷痛、胃痛泛酸、乳汁不通。

1.11 用法与用量：3～9g，先煎。

1.12 产品有效期：24个月。

1.13 贮藏：置干燥处。

1.14 执行标准

《中华人民共和国药典》2015年版一部、四部。

《贵州省中药饮片炮制规范》（2005年版）。

2 工艺流程，见下图。

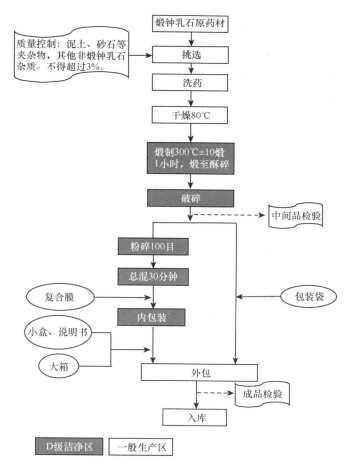

3 生产操作过程

3.1 领料：拣选岗位领料人员根据《批生产指令》开具物料《领料单》，领取煅钟乳石原药材，按《物料进入生产区操作程序》进行操作，从物流通道脱包间进入车间暂存间，领料时如有数量不符或质量问题，可拒绝领料，并向相关人员反映。

3.2 挑选：在车间选药间进行，从暂存间领取物料到车间选药间，操作按《拣选岗位操作程序》手工拣选，将待拣选的煅钟乳石置于工作台上，去除杂质，将拣选后的药材盛装于器具中，贴上容器标识单，称量，标识单上记录品名，批号、重量、操作人、日期，转入下一道工序进行淘洗操作。

去除杂质：煅钟乳石原药材杂质包括：泥土、砂石等夹杂物，其他非煅钟乳石杂质。

$$拣选收率 = \frac{拣选后药材重量}{药材领用数量} \times 100\% （\geq 97\%）$$

3.2.1 填写煅钟乳石拣选生产记录交车间主任复核。

3.2.2 将拣选已称重的药材，填写车间物料交接单至洗药工序。

3.3 清洗

3.3.1 淘洗工序在车间洗药间进行，将药材放入水池内，放水浸湿后用刷子刷去煅钟乳石上的泥土，再用流动水进行冲洗，冲洗至水清亮为此，检查药材充分洗净后取出，沥干。按照分档不同分别盛于周转箱内转入到下一工序。

3.3.2 填写煅钟乳石清洗生产记录，交车间主任复核。

3.3.3 将洗净沥干的药材填写车间物料交接单交到干燥工序。

3.4 干燥

3.4.1 干燥工作在车间干燥间进行，设备操作参见《CT-C-Ⅲ型热风循环烘箱操作规程》。

3.4.2 打开热风循环烘箱门，装入已洗净沥干的煅钟乳石，送入热风循环烘箱内并关上门。

3.4.3 设置温度在80℃，干燥时间为4~6小时。取出煅钟乳石，装入已清洁待用的不锈钢周转容器中，称量并记录重量。

3.4.4 填写煅钟乳石干燥生产工序记录，交车间主任复核。

3.5 锻制

3.5.1 锻制工作在车间煅药间进行，设备操作参见《DY-600型煅药机标准操作规程》。

3.5.2 打开煅药机门，取出坩埚并装入已洗净沥干的煅钟乳石，送入煅药炉内并关上机门。待煅制物料装量应保持在煅药机容积的1/3以上、3/4以下。

3.5.3 合上电源开关，设定控制温度 300±10℃，启动电加热开关至锅体温度 300±10℃，煅约1小时将煅钟乳石煅至酥脆。待煅药炉炉体温度降至室温，取出煅钟乳石，装入已清洁待用的不锈钢周转容器中，称量并记录重量。

3.5.4 填写煅钟乳石煅药生产工序记录，交车间主任复核。

3.5.5 煅制后经QA检查合格后的药材填写车间物料交接单交至破碎工序。

3.6 粗碎

3.6.1 粗碎工作在车间粉碎间进行，设备操作参见《HK-180万能粉碎机标准操作规程》。

3.6.2 煅钟乳石投入粗碎前先查看运转情况，空转运行检查是否有异常声响，无异常情况后进行下一步工作。

3.6.2.1 破碎：在出料口处放置料箱，启动粗碎机，将煅钟乳石进行破碎，破碎为小块状颗粒状。

3.6.3 粗碎后收率

$$粗碎收率 = \frac{粉碎后饮片重量}{煅制后药材重量} \times 100\%$$

3.6.4 将粗碎后的煅钟乳石粉碎成细粉后装入干净周转桶中，贴上容器标识单，称量并记录。

3.6.5 填写"煅钟乳石粗碎生产工序记录"。

3.6.6 将粉碎后并经 QA 检查的煅钟乳石填写"车间物料交接单"交至中间站暂存。中间站管理员接到中间产品后填写"中间产品请验单"通知 QA 取样检验。

3.7 包装

3.7.1 内包装：操作在车间包装间进行。

3.7.1.1 经检验合格后的中间品才能进行包装。

3.7.1.2 按"批包装指令"所示领取饮片内包装复合膜袋或塑料包装袋，同时领取待包装物料。

3.7.1.3 用电子秤进行称量、分装：每袋装入"批包装指令"所示规格重量的煅钟乳石，称量、分装；或者用粉剂包装机将煅钟乳石粉按每袋 3g 的装量进行分装。

3.7.1.4 封口：启动快速脚踏式封口机的电源，打开电热器开头，调节热封温度及封口温度及封口时间，当红色指示灯亮之后，将塑料包装袋（已分装好物料，并装有合格证）开口一端捏紧对齐，放入封口机的封口带上热封。封口后的 PE 膜内包装袋必须严密，不漏气，无皱褶，端正整齐。

3.7.1.5 装量差异检测，在分装、封口过程中，由 QA 根据包装量选取 3 个时间点（包装开始、包装中段、包装末段）抽取一定数量包装好的中间产品称量，所得数据与标示装量对比，实际装量不得超过标示装量的 ±1.0%。

3.7.1.6 将经过分装、封口的煅钟乳石饮片装入干净的周转容器中，贴上容器标识，记录其重量/数量。

收率计算：

$$包装收率 = \frac{包装后饮片重量}{药材领用数量} \times 100\%$$

3.7.1.7 填写"煅钟乳石内包装生产记录"交车间主任复核。

3.7.1.8 将内包装后经 QA 检查合格的煅钟乳石填写"车间物料交接单"交至外包装工序。

3.7.1.9 偏差处理：生产过程中若出现偏差，不能递交下工序，并按《偏差处理操作规程》进行调查，采取处理措施，直至调查确认不影响产品最终质量的情况下方可放行。

3.7.1.10 经检验合格的成品，由公司质量管理部对批生产记录、批检验记录、现场监控记录用各种凭证进行审核，QA 填写"成品审核放行单"，审核合格后，经质量受权人复核确认签字，发放成品检验合格报告书，同时由验收员通知车间填写"成品入库单"，并把待验状态换成合格状态。

4 中间产品贮存时限及条件

4.1 中间产品：贮存时限：90 天；贮存条件：净化区中间站，密封贮存。

5 工艺过程控制点及相关质量控点：由质量部检验人员和车间质量员负责对各工序进行质量控制。生产各工序质量监控点、监控标准和监控方法，见表 1～表 6。

表 1 中间品质量标准

文件名称	文件编号	备注
煅钟乳石质量标准及检验操作规程	JRA-STP（YL）-ZL-041	
煅钟乳石粉饮片质量标准及检验操作规程	JRA-STP（YP）-ZL-005	

表 2 生产过程控制

工序	控制点	项目	标准	监控频次
净制	原药材	品种、质量	品种与指令相符	每批
	净药材	净度	无杂质、无非药用单位，杂质含量≤3%	每批
清洗	净药材	清洗程度	不含泥沙，沥干	每批
煅制	煅制品	温度	300±10℃	每批
		煅制程度	煅至酥脆，未煅透及灰化者比率<5%	
粉碎	粉碎品	粉碎程度	细粉	每批
内包装	称量	装量差异	不得超过标示量±1.0%	3 次/批
	封口	封口外观	严密，不漏气，无皱褶，端正整齐	

表 3 药材控制

项目名称		合格品质量标准	检验依据
性状	色泽	白色至浅灰白色	
	表面特征	表面白色、灰白色或棕黄色，粗糙，凹凸不平	《中国药典》2015 年版
	气味	气微，味微咸	

表 4 中间产品控制

工序	检查项目	质量标准
拣选	杂质	不得过 3%
清洗	杂质	不得过 3%
煅制	煅制程度	灰白色、质酥脆
粉碎	性状	灰白色细粉

表 5 成品控制

检查项目		质量标准
性状		灰白色细粉
包装	装量	不少于标示装量
	封口	严密、牢固
	文字内容	字迹清楚，生产日期、有效期、批号准确、清晰

表6 包装材料控制

包材名称	检查项目	质量标准
包装袋	文字内容、材质、尺寸	与标准一致
复合膜	文字内容、材质、尺寸	与标准一致
小盒、说明书	文字内容、材质、尺寸	与标准一致
大箱	文字内容、材质、尺寸	与标准一致

5.1 拣选

5.1.1 指标：泥土、砂石等夹杂物不得超过 3%。

5.1.2 取定量样品，拣出非药用部位、杂质等，合并称量计算。

$$非药用部位杂量(\%) = \frac{非药用部位杂质}{取样量} \times 100\%$$

5.1.3 取定量样品置清水中淘（冲）洗，洗水不得明显混浊。

5.2 清洗

5.2.1 指标：非药用部位等杂质不得超过 3%。

5.2.2 检查方法

5.2.2.1 取定量样品，拣出非药用部位、杂质等，合并称量计算。

$$非药用部位杂量(\%) = \frac{非药用部位杂质}{取样量} \times 100\%$$

6 主要生产设备一览表：煅钟乳石各所用生产设备的名称、型号、生产能力等内容，见下表。

工序	设备名称	型号	产地	主要设备生产能力	数量
清洗					
炮制	煅药机	DY-600	杭州	50kg/h	1
粉碎	粗碎机	HK-180	杭州	10～120kg/h	1
包装					

7 主要操作间及编号一览表，见下表。

房间位置	房间名称	编号	房间位置	房间名称	编号
饮片车间	拣选间	YP-E011	饮片车间	干燥间	YP-E007
	洗药间			包装间	YP-D017
	粗碎间			煅制间	

8 物料平衡

8.1 物料平衡计算

$$物料平衡计算 = \frac{包装后数量}{药材领用量} \times 100\%$$

8.2 应以同一批中药材在同一连续生产周期生产一定数量的相对均质的中药饮片

为一批。

9 技术经济指标（成品率）的计算

$$成品率 = \frac{实际产量}{理论产量} \times 100\%$$

理论产量为原药材的领料量。

实际产量为饮片的入库总量。

10 消耗定额

10.1 各工序理论损耗量：

净选工序的理论损耗率定为≤3%。

粉碎工序的理论损耗率定为≤3%。

包装工序的理论损耗率定为≤3%。

10.2 成品率 1kg 煅钟乳石原药材煅制成饮片的成品率为 90% 以上。

10.3 物耗：物料损耗控制在 10% 以下。

10.4 包装材料消耗定额：小盒说明书不超过 3%、大箱为 100%，其他易损耗包材另行规定。

10.5 动力消耗定额

水消耗定额=（生产用水+动力用水+车间内卫生用水）÷产品数量

电消耗定额=（动力电+照明电）÷产品数量

11 工艺卫生要求

11.1 物流程序：原辅料→半成品（中间体）→成品（单向顺流，无往复运动）。

11.2 产生粉尘的等岗位设置除尘器，干燥间设除湿设施。

11.3 人净程序：人→更鞋→脱外衣→穿工作服→洗手→生产区。

11.4 人净标准，见下表。

区域	清洁标准	清洁部位
一般区	无尘粒、无污垢	身体清洁；更衣、裤、帽、鞋必须清洁

11.5 工作服标准，见下表。

区域	衣、裤、帽	鞋	手套	处理方法
一般区	黄色	黑色	无	清洁

11.6 一般区采用常规方法消毒处理：设备见本色；地面清洁、无积水、杂物。

11.7 一般区采用常规方法消毒处理：设备见本色；地面清洁、无积水、杂物。

11.8 洁净区按《洁净区清洁标准操作规程》进行清洁、消毒。

12 工艺用水、原料及成品质量标准

12.1 工艺用水：用于中药饮片生产用水为饮用水。饮用水质量标准，如下。

项目名称	单位	评价指标	检验依据
色度	（度）	≤15	
浑浊度	（度）	≤3	
臭和味	—	不得有异臭、异味	
肉眼可见物	—	不得含有其他异物	企业标准
pH	—	≥6.5，≤8.5	
总硬度	ρ（B）（mg/L）	≤450	
细菌总数	（cfu/ml）	≤100	企业标准
大肠菌群	（个/ml）	≤3	

12.2 煅钟乳石质量标准，见下表。

检验项目	标准规定	
	药材	饮片
性状	本品为钟乳状集合体，略呈圆锥形或圆柱形；表面白色、灰白色或棕黄色，粗糙，凹凸不平；体重，质硬，断面较平整，白色至浅灰白色，对光观察具闪星状亮光，近中心常有一圆孔，圆孔周围有多数浅橙黄色同心环层；气微，味微咸	1. 为不规则的碎块或粗粉；灰白色、质酥脆 2. 煅钟乳石粉为灰白色粉末
鉴别	取本品，滴加稀盐酸，即产生大量气泡，溶液显钙盐（通则0301）的鉴别反应	同药材
含量测定	取本品细粉约0.12g，精密称定，置锥形瓶中，加稀盐酸5ml，加热使溶解，加水150ml与甲基红指示液1滴，滴加氢氧化钾试液至溶液显黄色，再继续多加10ml，加钙黄绿素指示剂少量，用乙二胺四醋酸二钠滴定液（0.05mol/L）滴定至溶液的黄绿色荧光消失，并显橙色。每毫升乙二胺四醋酸二钠滴定液（0.05mol/L）相当于5.004mg的碳酸钙（$CaCO_3$）。本品含碳酸钙（$CaCO_3$）不得少于95.0%	同药材
饮片微生物限度	需氧菌总数不得过10000cfu/g；霉菌和酵母菌总数不得过100cfu/g 控制菌：沙门菌不得检出、耐胆盐革兰阴性菌小于10^4cfu/g	

13 主要岗位操作规程

文件名称	文件编号
《拣选岗位标准操作规程》	JRA-SOP（GW）-SC-001
《洗药岗位标准操作规程》	JRA-SOP（GW）-SC-002
《干燥岗位标准操作规程》	JRA-SOP（GW）-SC-003
《煅制岗位标准操作规程》	
《粗碎岗位标准操作规程》	JRA-SOP（GW）-SC-028
《外包装岗位标准操作规程》	JRA-SOP（GW）-SC-027

14 综合利用和环境保护：工业废水通过处理达标后排放。产尘较大的功能间应配备移动式捕尘罩，废渣运往垃圾处理池。

15 劳动组织、定员定岗、工时定额及生产周期。

15.1 劳动组织、定员定岗、工时定额，见下表。

岗位	定员	工时
拣选	1 人	每班
淘洗	1 人	每班
干燥	1 人	每班
煅制	2 人	每班
包装	2 人	每班

15.2 生产周期，见下表。

岗位	生产周期	备注
净制	0.5 小时	
清洗	1 小时	
干燥	6 小时	
粉碎	1 小时	
分装	1 小时	
包装	1 小时	
成品检验	8 小时	
合计	18.5 小时	

16 技术安全：车间应配备消防器材，有排风除尘设施。

16.1 劳动保护：具有粉尘的岗位，设置除尘器，具有热蒸气的设施具有排气装置，干燥间设置除湿设施。

16.2 新员工及换岗员工必须经过岗前培训，并经考核合格后方可上岗。

16.3 严禁跨越正在转动的设备，传动设备的皮带必须安装防护罩，严禁在设备转动之间传递工具。

16.4 开机前，接通电源后，必须试运行，检查设备无异常，运行正常后，才能开始正式生产。

16.5 进行清场时，应先拔掉插头，严禁用水清洗电器设备，以免引起电器短路，引发人身安全事故和烧坏电器设备。

16.6 设备运转过程中，严禁将手或其他硬物伸入或放入设备，防止出现人身安全事故和损坏设备。

16.7 带压设备严禁超温超压和脱岗。

16.8 各岗位应严格按照规定穿戴好工作装才能进入生产岗位。

16.9 禁止在生产区域内做任何与生产无关的事，严禁串岗和随意离岗及大声喧哗。

16.10 电器设备失火，应首先切断电源，严禁用水灭火，应用 1211 灭火器灭火。

16.11 严禁在蒸汽管道上及干燥箱内烘烤衣物和其他易燃物质，以免引起火灾。

（袁桂秀）

实训三 制何首乌饮片

制何首乌饮片工艺规程

起草			
姓名：	职务：	签名/日期：	
审核			
姓名：	职务：	签名/日期：	
姓名：	职务：	签名/日期：	
批准			
姓名：	职务：	签名/日期：	
姓名：	职务：	签名/日期：	
颁发部门：办公室		分发部门：生产技术部（4）、质量部（1）、注册部（1）	

【目的】

建立制何首乌饮片生产工艺规程，规范生产操作，确保产品质量。

【适用范围】

本文件适用于本公司制何首乌饮片的生产全过程的控制。

【职责】

1 执行：生产操作员。

2 监督：QA、车间管理人员。

【内容】

1 产品概述

1.1 产品名称：制何首乌。

1.2 产品代码：YP004。

1.3 产品规格：每袋装 6g。

1.4 批量：以同一批中药材，在同一连续生产周期生产的一定数量（数量以仓库中药材量来确定），相对均质的成品为一批。

1.5 来源：本品为何首乌的炮制加工品。

1.6 包装规格及包装材料，见下表。

序号	包装规格	包装材料
1	6g×6袋×150盒/件	复合膜+小纸盒+纸箱

1.7 产品性状：本品呈不规则皱缩状的块片，厚约 1cm，表面黑褐色或棕褐色，凹凸不平；质坚硬，断面角质样，棕褐色或黑色；气微，味微甘而苦涩。

1.8 炮制方法：取何首乌片或块，照炖法（通则0213）用黑豆汁拌匀，置非铁质的适宜容器内，炖至汁液吸尽；或照蒸法（通则 0213），清蒸或用黑豆汁拌匀后蒸，蒸至内外均呈棕揭色，或晒至半干，切片，干燥。每 100kg 何首乌片（块），用黑豆 10kg。

黑豆汁制法：取黑豆 10kg，加水适量，煮约 4 小时，熬汁约 15kg，豆渣再加水煮约 3

小时，熬汁约 10kg，合并得黑豆汁约 25kg。

1.9 功能与主治：补肝肾，益精血，乌须发，强筋骨，化浊降脂；用于血虚萎黄，眩晕耳鸣，须发早白，腰膝酸软，肢体麻木，崩漏带下，高脂血症。

1.10 用法与用量：6～12g 水煎服。

1.11 产品有效期：暂定 24 个月。

1.12 贮藏：置干燥处，防蛀。

1.13 执行标准

《中华人民共和国药典》2015 年版一部。

《贵州省中药饮片炮制规范》2005 年版。

2 工艺流程图，见下图。

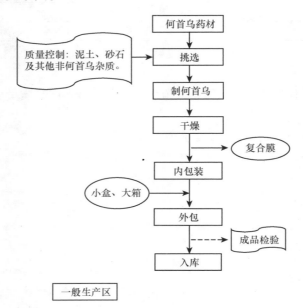

3 生产操作过程

3.1 领料：拣选岗位领料人员根据《批生产指令》开具物料《领料单》，领取何首乌原药材，按《物料进入生产区操作程序》进行操作，从物流通道脱包间进入车间暂存间，领料时如有数量不符或质量问题，可拒绝领料，并向相关人员反映。

3.2 挑选：在车间选药间进行，从暂存间领取物料到车间选药间，操作按《拣选岗位操作程序》手工拣选，将待拣选的何首乌置于工作台上，去除杂质，将拣选后的药材盛装于器具中，贴上容器标识单，称量，标识单上记录品名、批号、重量、操作人、日期，转入下一道工序进行淘洗操作。

去除杂质：何首乌原药材杂质，包括泥土、砂石等夹杂物，其他非何首乌杂质。

3.2.1 填写何首乌拣选生产记录交车间主任复核。

3.2.2 将拣选已称重的药材，填写车间物料交接单至洗药工序。

3.3 制何首乌

3.3.1 黑豆汁制法：取黑豆 10kg，加水约 40 kg，浸没黑豆 2cm 以上，煮约 4 小时，药液过滤，熬汁约 15kg，豆渣再加水浸没豆渣煮约 3 小时，熬汁约 10kg，合并得黑豆汁约

25kg。

3.3.2 取选好的何首乌片或块 100kg，加入黑豆汁 25kg 拌匀，置不锈钢夹层锅内，密闭，炖至黑豆汁完全被吸尽时停止加热，放凉；或用黑豆汁与何首乌片拌匀后装盘，置蒸笼上蒸透，取出何首乌片或块，晾至六成干。

3.4 干燥

3.4.1 干燥工作在车间干燥间进行，设备操作参见《CT-C-Ⅲ型热风循环烘箱操作规程》。

3.4.2 打开热风循环烘箱门，装入已切制好的何首乌，送入热风循环烘箱内并关上门。

3.4.3 设置温度在 75～80℃，干燥时间为 6～8 小时。取出何首乌，装入已清洁待用的不锈钢周转容器中，称量并记录重量。

3.4.4 填写何首乌干燥生产工序记录，交车间主任复核。

3.5 包装

3.5.1 内包装：操作在车间包装间进行。

3.5.1.1 经检验合格后的中间品才能进行包装。

3.5.1.2 按"批包装指令"所示领取饮片内包装复合膜袋或塑料包装袋，同时领取待包装物料。

3.5.1.3 用电子秤进行称量、分装：每袋装入"批包装指令"所示规格重量的制何首乌，称量、分装；或者将制何首乌按每袋 6g 的装量进行人工包装。

3.5.1.4 封口：启动快速脚踏式封口机的电源，打开电热器开头，调节热封温度及封口温度及封口时间，当红色指示灯亮之后，将塑料包装袋（已分装好物料，并装有合格证）开口一端捏紧对齐，放入封口机的封口带上热封。封口后的 PE 膜内包装袋必须严密，不漏气，无皱褶，端正整齐。

3.5.1.5 装量差异检测，在分装、封口过程中，由 QA 根据包装量选取 3 个时间点（包装开始、包装中段、包装末段）抽取一定数量包装好的中间产品称量，所得数据与标示装量对比，实际装量大包装不得超过标示装量的 ±3%；小包装不得超过标示装量的 ±5.0%。

3.5.1.6 将经过分装、封口的制何首乌饮片装入干净的周转容器中，贴上容器标识，记录其重量/数量。

收率计算：

$$包装收率 = \frac{包装后饮片重量}{药材领用数量} \times 100\%$$

3.5.1.7 填写"制何首乌内包装生产记录"交车间主任复核。

3.5.1.8 将内包装后经 QA 检查合格的制何首乌填写"车间物料交接单"交至外包装工序。

3.5.2 偏差处理：生产过程中若出现偏差，不能递交下工序，并按《偏差处理操作规程》进行调查，采取处理措施，直至调查确认不影响产品最终质量的情况下方可放行。

3.5.3 经检验合格的成品，由公司质量管理部对批生产记录、批检验记录、现场监控记录用各种凭证进行审核，QA 填写"成品审核放行单"，审核合格后，经质量受权人复核确认签字，发放成品检验合格报告书，同时由验收员通知车间填写"成品入库单"，并把待验状态换成合格状态。

4 中间产品贮存时限及条件

4.1 中间产品：贮存时限：90 天；贮存条件：净化区中间站，密封贮存。

5 工艺过程控制点及相关质量控点：由质量部检验人员和车间质量员负责对各工序进行质量控制。生产各工序质量监控点，监控标准和监控方法见下表。

表 1   中间品质量标准

文件名称	文件编号	备注
何首乌质量标准及检验操作规程	JRA-STP（YL）-ZL-041	
制何首乌饮片质量标准及检验操作规程	JRA-STP（YP）-ZL-005	

表 2   生产过程控制

工序	控制点	标准	监控频次
净制	原药材	品种与指令相符	每批
	净药材	无杂质、无非药用单位，杂质含量≤3%	每批
炖制	炖制品	不锈钢夹层锅，豆汁吸收完毕	每批
干燥	水分	≤7%	每批
分装	装量差异	±3%	随时
	外观、批号等打印、密封等检查	外观完整、批号清晰、密封性好	

表 3   药材控制

项目名称		合格品质量标准	检验依据
性状	色泽	本品呈不规则皱缩状的黑褐色或棕褐色块片	
	表面特征	表面黑褐色或棕褐色，凹凸不平	《中国药典》2015 年版
	气味	气微，味微甘而苦涩	

表 4   中间产品控制

工序	检查项目	质量标准
拣选	杂质	不得过3%
清洗	杂质	不得过3%
干燥	水分	≤7%（企业标准）
分装	装量	±3%

表 5   成品控制

检查项目		质量标准
性状		本品呈不规则皱缩状的块片
包装	装量	不少于标示装量
	封口	严密、牢固
	文字内容	字迹清楚，生产日期、有效期、批号准确、清晰

表 6   包装材料控制

包材名称	检查项目	质量标准
包装袋	文字内容、材质、尺寸	与标准一致
复合膜	文字内容、材质、尺寸	与标准一致
小盒、说明书	文字内容、材质、尺寸	与标准一致
大箱	文字内容、材质、尺寸	与标准一致

6　主要生产设备一览表：制何首乌各所用生产设备的名称、型号、生产能力等内容，见下表。

工序	设备名称	型号	产地	主要设备生产能力	数量
炖制	不锈钢夹层锅			100kg/锅	1
干燥	热风循环烘箱操	CT-C-Ⅲ			
包装	自动包装机	VFFS180	50袋/分		1

7　主要操作间及编号，见下表。

房间位置	房间名称	编号	房间位置	房间名称	编号
饮片车间	拣选间	YP-E011	饮片车间	干燥间	YP-E007
	包装间	YP-D017			

8　物料平衡，见下表。

工序	计算公式	控制范围
拣选	（可收集杂质质量+拣选后数量）÷领用量×100%	98%～100%
分装	（使用量+剩余量+损耗量）/领用量×100%	99%～100%
外包	使用量+剩余量+残损量/领用量×100%	99%～100%

8.1　应以同一批中药材在同一连续生产周期生产一定数量的相对均质的中药饮片为一批。

9　技术经济指标计算，见下表。

工序	计算公式	控制范围
拣选	拣选后数量÷领用量×100%	97%～100%
分装	产出总重量/（领用量−剩余量）×100%	97%～100%
外包	实际产量÷理论产量×100%	97%～100%

10　消耗定额

10.1　各工序理论损耗量

净选工序的理论损耗率定为≤3%。

切药工序的理论损耗率定为≤3%。

包装工序的理论损耗率定为≤3%。

10.2　成品率 1kg 何首乌原药材煅制成饮片的成品率为 90% 以上。

10.3　物耗：物料损耗控制在 10% 以下。

10.4　包装材料消耗定额：小盒说明书不超过 3%、大箱为 100%，其他易损耗包材另行规定。

10.5　动力消耗定额

水消耗定额＝（生产用水＋动力用水＋车间内卫生用水）÷产品数量

电消耗定额＝（动力电＋照明电）÷产品数量

11 工艺卫生要求

11.1　物流程序：原辅料→半成品（中间体）→成品（单向顺流，无往复运动）。

11.2　产生粉尘的等岗位设置除尘器，干燥间设除湿设施。

11.3　人净程序：人→更鞋→脱外衣→穿工作服→洗手→生产区。

11.4　人净标准，见下表。

区域	清洁标准	清洁部位
一般区	无尘粒、无污垢	身体清洁；更衣、裤、帽、鞋必须清洁

11.5　工作服标准，见下表。

区域	衣、裤、帽	鞋	手套	处理方法
一般区	黄色	黑色	无	清洁

11.6　一般区采用常规方法消毒处理：设备见本色；地面清洁、无积水、杂物。

11.7　一般区采用常规方法消毒处理：设备见本色；地面清洁、无积水、杂物。

11.8　洁净区按《洁净区清洁标准操作规程》进行清洁、消毒。

12 工艺用水、原辅料、成品的质量标准

12.1　工艺用水：用于中药饮片生产用水为饮用水。饮用水质量标准，见下表。

项目名称	单位	评价指标	检验依据
色度	（度）	≤15	
浑浊度	（度）	≤3	
臭和味	—	不得有异臭、异味	
肉眼可见物	—	不得含有其他异物	
pH	—	≥6.5，≤8.5	企业标准
总硬度	ρ（B）（mg/L）	≤450	
细菌总数	（cfu/ml）	≤100	
大肠菌群	（个/ml）	≤3	

12.2　制何首乌质量标准，见下表。

检验项目	标准规定
性状	本品呈不规则皱缩状的块片，厚约 1cm，表面黑褐色或棕褐色，凹凸不平；质坚硬，断面角质样，棕褐色或黑色；气微，味微甘而苦涩。
鉴别	**薄层鉴别**　照《薄层色谱法标准操作规程》试验，供试品色谱中，在与何首乌色谱相应的位置上，显相同颜色的荧光斑点
浸出物	照醇溶性浸出物测定法（通则 2201）项下的热浸法测定，用乙醇作溶剂，不得少于 5.0%
检查	**水分**　不得过 11.0%（通则 0832 第二法） **总灰分**　不得过 9.0%（通则 2302）

含量测定	**二苯乙烯苷** 避光操作。取本品粉末（过四号筛）约 0.2g，精密称定，照何首乌药材〔含量测定〕项下的方法测定。本品按干燥品计算，含 2, 3, 5, 4'-四羟基二苯乙烯～2-O-β-D-葡萄糖苷（$C_{20}H_{22}O_9$）不得少于 0.70% **游离蒽醌** 照高效液相色谱法（通则 0512）测定 **色谱条件与系统适用性试验** 以十八烷基硅烷键合硅胶为填充剂；以甲醇-0.1%磷酸溶液（80∶20）为流动相；检测波长为 254nm 理论板数按大黄素峰计算应不低于 3000 **对照品溶液的制备** 取大黄素对照品、大黄素甲醚对照品适量，精密称定，加甲醇分别制成每毫升含大黄素 80μg、大黄素甲醚 40μg 的溶液，即得。 **供试品溶液的制备** 取本品粉末（过四号筛）约 1g，精密称定，置具塞锥形瓶中，精密加入甲醇 50ml，称定重量，加热回流 1 小时，取出，放冷，再称定重量，用甲醇补足减失的重量，摇匀，滤过，取续滤液，即得 **测定法** 分别精密吸取对照品溶液与供试品溶液各 10μl，注入液相色谱仪，测定，即得 本品按干燥品计算，含游离蒽醌以大黄素（$C_{15}H_{10}O_5$）和大黄素甲醚（$C_{16}H_{12}O_5$）的总量计，不得少于 0.10 %

12.3 质量监控要点：由质量管理部检验人员和车间质量员负责对各工序每个质量监控点进行质量控制。制何首乌生产各工序质量监控点，监控标准和监控方法见下表。

13 主要岗位操作规程，见下表。

文件名称	文件编号
《拣选岗位标准操作规程》	JRA-SOP（GW）-SC-001
《干燥岗位标准操作规程》	JRA-SOP（GW）-SC-003
《分装岗位标准操作规程》	JRA-SOP（GW）-SC-028
《外包装岗位标准操作规程》	JRA-SOP（GW）-SC-027

14 综合利用和环境保护：工业废水通过处理达标后排放。产尘较大的功能间应配备移动式捕尘罩，废渣运往垃圾处理池。

15 劳动组织、岗位定员、工时定额与产品生产周期

15.1 劳动组织、岗位定员、工时定额，见下表。

岗位	定员	工时
拣选	2 人	每班
干燥	1 人	每班
内包	2 人	每班
外包	10 人	每班

15.2 生产周期，见下表。

岗位	生产周期	备注
净制	0.5 小时	
干燥	6 小时	
内包	1 小时	
包装	1 小时	
成品检验	8 小时	
合计	16.5 小时	

16 技术安全：车间应配备消防器材，有排风除尘设施

16.1 劳动保护：具有粉尘的岗位，设置除尘器，具有热蒸气的设施具有排气装置，干燥间设置除湿设施。

16.2 新员工及换岗员工必须经过岗前培训，并经考核合格后方可上岗。

16.3 严禁跨越正在转动的设备，传动设备的皮带必须安装防护罩，严禁在设备转动之间传递工具。

16.4 开机前，接通电源后，必须试运行，检查设备无异常，运行正常后，才能开始正式生产。

16.5 进行清场时，应先拔掉插头，严禁用水清洗电器设备，以免引起电器短路，引发人身安全事故和烧坏电器设备。

16.6 设备运转过程中，严禁将手或其他硬物伸入或放入设备，防止出现人身安全事故和损坏设备。

16.7 带压设备严禁超温超压和脱岗。

16.8 各岗位应严格按照规定穿戴好工作装才能进入生产岗位。

16.9 禁止在生产区域内做任何与生产无关的事，严禁串岗和随意离岗及大声喧哗。

16.10 电器设备失火，应首先切断电源，严禁用水灭火，应用 1211 灭火器灭火。

16.11 严禁在蒸汽管道上及干燥箱内烘烤衣物和其他易燃物质，以免引起火灾。

（邹 旋 黄 炜）

饮片批生产记录

品　　　　名　_____

批　　　　号　_____

规　　　　格　_____

数　　　　量　_____

车间主任签审　_____

日　　　　期　_____

生 产 部 签 审　_____

日　　　　期　_____

质 量 部 签 审　_____

日　　　　期　_____

生 产 周 期　_____

拣选岗位生产记录

产品名称			批号	
规格			批量	
操作间	拣选间		操作间编号	YP-E011

	检查内容	
开工前检查	1. 有清场合格证（副本），并在有效期内；不在有效期内应重新清场	1. 符合规定（　　　）
	2. 有批生产指令和批生产记录；有生产相关的现行 SOP	2. 符合规定（　　　）
	3. 仪器、设备处于完好清洁状态	3. 符合规定（　　　）
	4. 生产现场不得有与本批生产无关的物品及物料，生产环境符合生产要求	4. 符合规定（　　　）
	5. 对领取的物料进行名称、数量、批号和标识的核对，确保生产所用物料正确且符合要求	5. 符合规定（　　　）
	6. 检查设备、仪器、功能间是否有相应的状态标志牌	6. 符合规定（　　　）

检查情况	根据（拣选岗位标准操作规程 JRA-SOP（GW）-SC-029）工序　　符合规定□　　不符合规定□

生产日期	年　　月　　日　　时　　分至　　年　　月　　日　　时　　分

操作要点	拣选：将原药材中杂质部分剔除，拣选后杂质量≤3%

药材名称	批号/编号	领用量（kg）	可收集杂质量（kg）	拣选后数量（kg）	收率（%）	物料平衡（%）

计算公式	收率=拣选后数量÷领用量×100%　　　　　　　　　　　　　　　　　　　　　物料平衡=（可收集杂质质量+拣选后数量）÷领用量×100%

操作人		复核人	
QA		工序负责人	

备注

拣选岗位清场记录

产品名称		批号	
规格		批量	
操作间		操作间编号	
清场日期		_____年_____月_____日	

清场项目及要求	检查结果
1. 顶面、墙面、门窗、工作台和地面应无积水、无积粉、无污斑	合格□　不合格□
2. 工器具、容器具清洁无异物、无残留物，且整齐摆放在指定的位置	合格□　不合格□
3. 设备及设备模具内外表面见本色，无油污、无异物、无残留物	合格□　不合格□
4. 灯具、除尘罩清洁，无粉尘	合格□　不合格□
5. 物料存放在指定的位置，贴上物料标签	合格□　不合格□
6. 生产垃圾及生产废弃物收集到指定的位置	合格□　不合格□
7. 状态标示清楚	合格□　不合格□
8. 将本批次生产文件清出现场	合格□　不合格□
9. 清除本批产品遗留物	合格□　不合格□

清场人		工序负责人		
检查情况		质量监控员		日期	

说明：合格在合格后"□"内打"√"；不合格在不合格后"□"内打"×"
备注

炮制岗位生产记录

产品名称		批号	
规格		批量	
操作间	炮制间	操作间编号	YP-E010
开工前检查	**检查内容** 1. 有清场合格证（副本），并在有效期内；不在有效期内应重新清场 2. 有批生产指令和批生产记录；有生产相关的现行 SOP 3. 仪器、设备处于完好清洁状态 4. 生产现场不得有与本批生产无关的物品及物料，生产环境符合生产要求 5. 对领取的物料进行名称、数量、批号和标识的核对，确保生产所用物料正确且符合要求 6. 检查设备、仪器、功能间是否有相应的状态标志牌	1. 符合规定（　　） 2. 符合规定（　　） 3. 符合规定（　　） 4. 符合规定（　　） 5. 符合规定（　　） 6. 符合规定（　　）	
检查情况	根据《炮制岗位标准操作规程 JRA-SOP（GW）-SC-020》工序　　　符合规定□　不符合规定□		
生产日期	年　　月　　日　　时　　分至　　年　　月　　日　　时　　分		
操作要点	1. 黑豆汁制法：取黑豆 10kg，加水约 40 kg，浸没黑豆 2cm 以上，煮约 4 小时，药液过滤，熬汁约 15kg，豆渣再加水浸没豆渣煮约 3 小时，熬汁约 10kg，合并得黑豆汁约 25kg 2. 取选好的何首乌片或块 100kg，加入黑豆汁 25 kg 拌匀，置不锈钢夹层锅内，密闭，炖至黑豆汁完全被吸尽时停止加热，放凉；或用黑豆汁与何首乌片拌匀后装盘，置蒸笼上蒸透，取出何首乌片或块，晾至六成干		

炮 制

药材名称	数量（kg）	操作人	复核人
操作人		复核人	
QA		工序负责人	

备注

炮制岗位清场记录

产品名称		批号	
规格		批量	
操作间		操作间编号	
清场日期	_____年_____月_____日		

清场项目及要求	检查结果
1. 顶面、墙面、门窗、工作台和地面应无积水、无积粉、无污斑	合格□ 不合格□
2. 工器具、容器具清洁无异物、无残留物，且整齐摆放在指定的位置	合格□ 不合格□
3. 设备及设备模具内外表面见本色，无油污、无异物、无残留物	合格□ 不合格□
4. 灯具、除尘罩清洁，无粉尘	合格□ 不合格□
5. 物料存放在指定的位置，贴上物料标签	合格□ 不合格□
6. 生产垃圾及生产废弃物收集到指定的位置	合格□ 不合格□
7. 状态标示清楚	合格□ 不合格□
8. 将本批次生产文件清出现场	合格□ 不合格□
9. 清除本批产品遗留物	合格□ 不合格□

清场人		工序负责人		
检查情况		质量监控员	日期	

说明：合格在合格后"□"内打"√"；不合格在不合格后"□"内打"×"

备注

干燥岗位生产记录

产品名称			批号	
规格			批量	
操作间	干燥间		操作间编号	YP - E007

开工前检查	**检查内容** 1. 有清场合格证（副本），并在有效期内；不在有效期内应重新清场 2. 有批生产指令和批生产记录；有生产相关的现行 SOP 3. 仪器、设备处于完好清洁状态 4. 生产现场不得有与本批生产无关的物品及物料，生产环境符合生产要求 5. 对领取的物料进行名称、数量、批号和标识的核对，确保生产所用物料正确且符合要求 6. 检查设备、仪器、功能间是否有相应的状态标志牌	1. 符合规定（　　） 2. 符合规定（　　） 3. 符合规定（　　） 4. 符合规定（　　） 5. 符合规定（　　） 6. 符合规定（　　）

设备	设备名称	设备编号	运行起止时间	运行情况
	热风循环烘箱	JRA-SC-YP-017		正常□ 不正常□
	热风循环烘箱	JRA-SC-YP-018		正常□ 不正常□

检查情况	根据（干燥岗位标准操作规程 JRA-SOP（GW）-SC-002）工序　　符合规定□　　不符合规定□
生产日期	年　　月　　日　　时　　分至　　年　　月　　日　　时　　分
操作要点	铺盘厚度不得大于 3cm，温度控制在≤60℃以内
预热时间：	年　　月　　日　　时　　分至　　年　　月　　日　　时　　分

设备编号	JRA-SC-YP-		设备编号		JRA-SC-YP-
记录时间	干燥温度（℃）	记录人	记录时间	干燥温度（℃）	记录人

干燥后数量（kg）		干燥后水分（%）	
QA 取样数量（kg）		入库数量（kg）	
操作人		复核人	
QA		工序负责人	

说明：在生产过程中随时监控，记录每 2 小时填写 1 次。

备注

干燥岗位清场记录

产品名称		批号	
规格		批量	
操作间		操作间编号	
清场日期		_____年_____月_____日	

清场项目及要求	检查结果
1. 顶面、墙面、门窗、工作台和地面应无积水、无积粉、无污斑	合格□　不合格□
2. 工器具、容器具清洁无异物、无残留物，且整齐摆放在指定的位置	合格□　不合格□
3. 设备及设备模具内外表面见本色，无油污、无异物、无残留物	合格□　不合格□
4. 灯具、除尘罩清洁，无粉尘	合格□　不合格□
5. 物料存放在指定的位置，贴上物料标签	合格□　不合格□
6. 生产垃圾及生产废弃物收集到指定的位置	合格□　不合格□
7. 状态标示清楚	合格□　不合格□
8. 将本批次生产文件清出现场	合格□　不合格□
9. 清除本批产品遗留物	合格□　不合格□

清场人		工序负责人		
检查情况		质量监控员	日期	

说明：合格在合格后"□"内打"√"；不合格在不合格后"□"内打"×"

备注

分装岗位生产记录

产品名称			批号	
规格			批量	
操作间	内包一		操作间编号	YP-D018

	检查内容		
开工前检查	1. 有清场合格证（副本），并在有效期内；不在有效期内应重新清场	1. 符合规定（　　）	
	2. 有批生产指令和批生产记录；有生产相关的现行 SOP	2. 符合规定（　　）	
	3. 仪器、设备处于完好清洁状态	3. 符合规定（　　）	
	4. 生产现场不得有与本批生产无关的物品及物料，生产环境符合生产要求	4. 符合规定（　　）	
	5. 对领取的物料进行名称、数量、批号和标识的核对，确保生产所用物料正确且符合要求	5. 符合规定（　　）	
	6. 检查设备、仪器、功能间是否有相应的状态标志牌	6. 符合规定（　　）	

设备	设备名称	设备编号	运行起止时间	运行情况
	自动包装机	JRA-SC-YP-019		正常□　不正常□

检查情况	根据《自动包装机标准操作规程 JRA-SOP（SB）-SC（TQ）-050》该工序	符合规定□　不符合规定□

生产日期	年　　月　　日　　时　　分至　　年　　月　　日　　时　　分

压差（Pa）		温度（℃）		湿度（%）	

操作要点	装量范围、平均空袋重、批号打印、装量抽查频次、复合膜袋热封气密性、复合膜袋文字图案

	物料名称	批号/编号	领用量	使用量	剩余量	损耗量
物料						

理论袋数（袋）		装量范围（±4%）	

平均空袋重＝抽取 20 个空袋子重量 / 20=_____g　　平均袋重＝各抽样次数平均重量之和 / 抽样次数=_____g

成型温度前横封 120±5℃，后横封 120±5℃，纵封 165±5℃；实际控制温度：横封_____　纵封_____

空袋（g）	1	2	3	4	5	6	7	8	9	10
	11	12	13	14	15	16	17	18	19	20

收率（%）		物料平衡（%）	

产出总重量（kg）		折合袋数（袋）		收率公式	产出总重量/（领用量–剩余量）×100%

物料平衡	（使用量+剩余量+损耗量）/领用量×100%

操作人		复核人	
QA		工序负责人	

备注	

分装平均重量监测

品名：＿＿＿＿＿＿＿＿＿＿＿＿　　规格：＿＿＿＿＿＿＿＿＿　　批号：

生产日期：＿＿＿年＿＿＿月＿＿＿日＿＿＿时＿＿＿分至＿＿＿年＿＿＿月＿＿＿日＿＿＿时＿＿＿分

仪器名称							编号				
装量范围	装量范围±3%：＿＿g/袋至＿＿＿＿g/袋。										
抽样时间	分装后每袋重量（g）										平均重量（g）
本批平均每袋重量（g/袋）											
操作人				复核人							
QA				工序负责人							

备注

分装岗位清场记录

产品名称		批号	
规格		批量	
操作间		操作间编号	
清场日期	_____年_____月_____日		

清场项目及要求	检查结果
1. 顶面、墙面、门窗、工作台和地面应无积水、无积粉、无污斑	合格□　不合格□
2. 工器具、容器具清洁无异物、无残留物，且整齐摆放在指定的位置	合格□　不合格□
3. 设备及设备模具内外表面见本色，无油污、无异物、无残留物	合格□　不合格□
4. 灯具、除尘罩清洁，无粉尘	合格□　不合格□
5. 物料存放在指定的位置，贴上物料标签	合格□　不合格□
6. 生产垃圾及生产废弃物收集到指定的位置	合格□　不合格□
7. 状态标示清楚	合格□　不合格□
8. 将本批次生产文件清出现场	合格□　不合格□
9. 清除本批产品遗留物	合格□　不合格□

清场人		工序负责人		
检查情况		质量监控员		日期	

说明：合格在合格后"□"内打"√"；不合格在不合格后"□"内打"×"

备注

（袁桂秀　夏忠锐）